大脑银行·科学素养

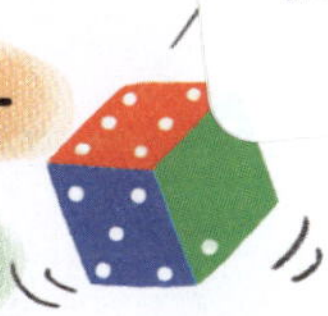

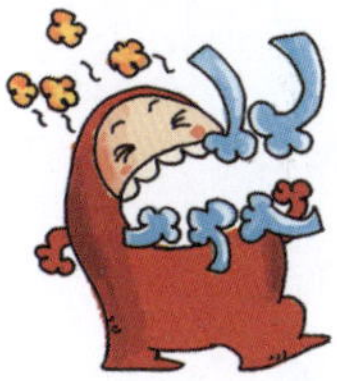

打哈欠会传染吗

米家文化 编绘

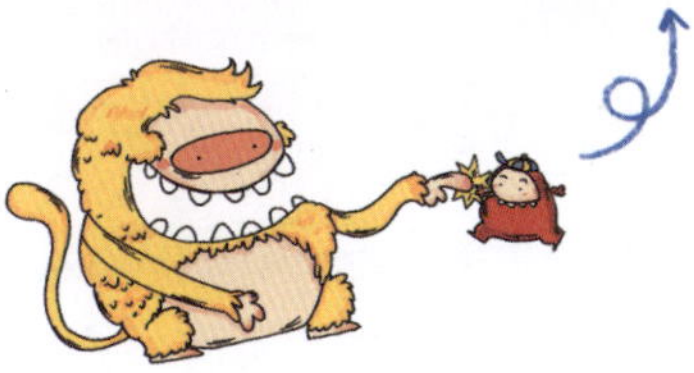

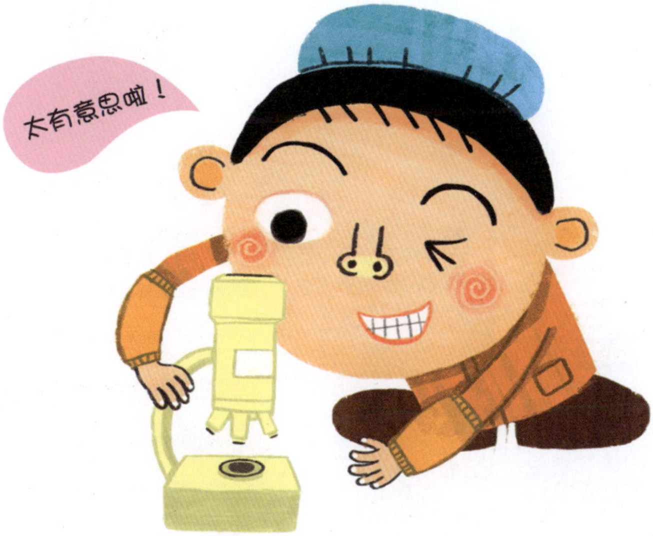

浙江教育出版社·杭州

使用说明

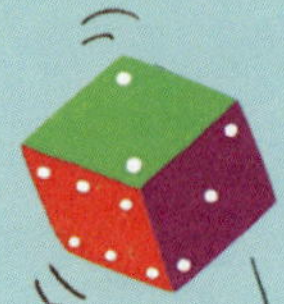

本书适合一至多人游戏。

游戏目的 提高观察力、记忆力和注意力，增长科普知识。

游戏时间 课余10分钟、双休日、节假日。

游戏地点 任何地方。

游戏规则

准备好秒表或手机中的计时器等，定时2分钟。一个人看本书的单页，用2分钟时间阅读这一页上的“超级小档案”和图文知识。2分钟时间结束后，第一个人把书交给第二个人，并把书翻到双页。然后，第一个人掷色子，第二个人根据色子点数从“我来考考你”里挑出相应的问题，向第一个人提问。如果第一个人回答正确，则在白纸上记录得5分；如果回答错误，则在白纸上记录扣5分。依次轮流看书、答题，答案就在单页上，所以一定要看仔细哦！一定时间后，当每人答题数相同时，得分最高的人获胜！如果平局，需要每人再选一页，回答所有的问题，答对多的人获胜。游戏结束后，大家可以继续阅读“大脑银行ATM机”，以增加相关的知识。还可以根据知识自行设计问题，相互提问，以拓展大家的知识面。

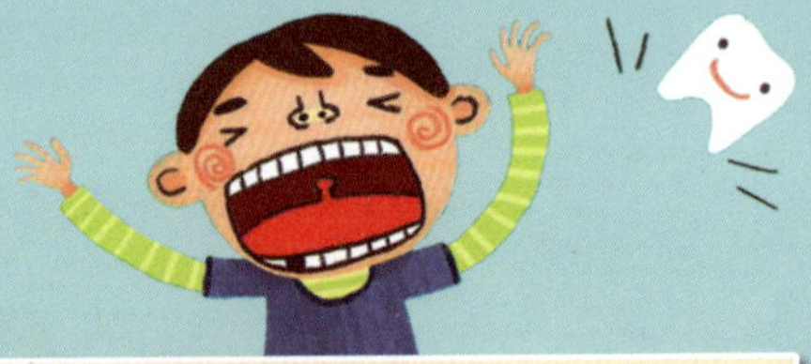

小档案里的知识点很重要，问题里也会涉及，不要错过哦！

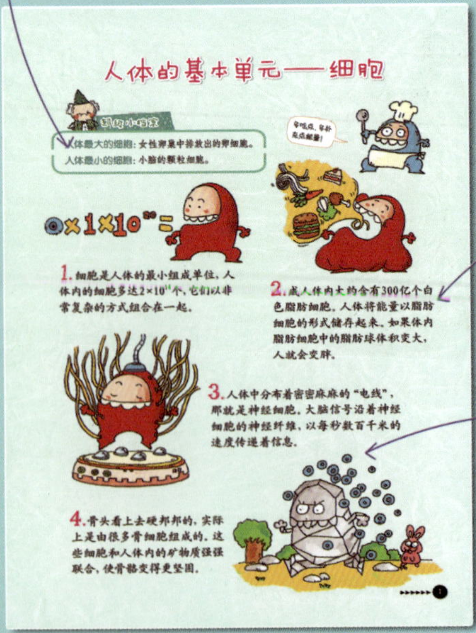

人体的基本单元——细胞

超级小档案

人体最大的细胞：女性卵巢中排放出的卵细胞。

人体最小的细胞：小脑的颗粒细胞。

1. 细胞是人体的最小组成单位，人体内的细胞多达2×10^{14}个，它们以非常复杂的方式组合在一起。

2. 成人体内大约含有300亿个白色脂肪细胞。人体将能量以脂肪细胞的形式储存起来。如果体内脂肪细胞中的脂肪球体积变大，人就会变胖。

3. 人体中分布着密密麻麻的“电线”，那就是神经细胞。大脑信号沿着神经细胞的神经纤维，以每秒数百千米的速度传递着信息。

4. 骨头看上去硬邦邦的，实际上是由很多骨细胞组成的。这些细胞和人体内的矿物质强强联合，使骨骼变得更坚固。

每一张卡片都有四个超级有趣的知识点。

生动的小插图让孩子在翻阅、品味中感悟快乐！

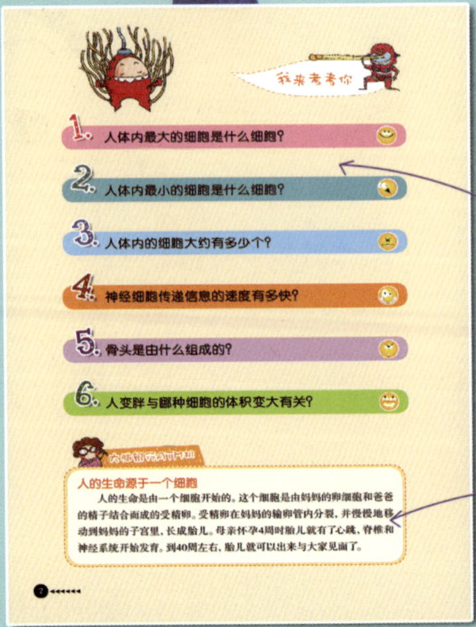

我来考考你

1. 人体内最大的细胞是什么细胞？
2. 人体内最小的细胞是什么细胞？
3. 人体内的细胞大约有多少个？
4. 神经细胞传递信息的速度有多快？
5. 骨头是由什么组成的？
6. 人变胖与哪种细胞的体积变大有关？

大脑银行ATM机

人的生命源于一个细胞

人的生命是由一个细胞开始的。这个细胞是由妈妈的卵细胞和爸爸的精子结合而成的受精卵。受精卵在妈妈的输卵管内分裂，并慢慢地移动到妈妈的子宫里，长成胎儿。母亲怀孕4周时胎儿就有了心跳、脊椎和神经系统开始发育。到40周左右，胎儿就可以出来与大家见面了。

问题的答案都在前面的知识点里。

给你的大脑银行充点电吧，这是对面知识很好的补充呢！

专家推荐

21世纪人才最宝贵的素质是具有创造性思维能力。心理学专家认为，创造力是发散思维与集中思维的有机综合，也是直觉思维与分析思维的有机结合。培养孩子的创造力，要选择正确的教育方法。只有在正确的教育引导下，孩子的创造潜力才能转变为现实的创造力。

过去十年间，孩子们的玩耍时间越来越短，越来越多的家长忙于把孩子的玩耍时间变成学习时间，殊不知这样做可能会影响孩子的终身发展。因为玩耍是大自然赋予孩子的特殊礼物——玩耍能缓解焦虑，还能培养社交能力、解决问题的能力、学习能力，甚至可以提高智商。

自由玩耍需要丰富的想象力。没有想象力的孩子不可能把一张纸片在手上把玩、折叠多时；没有想象力的孩子也不可能在短短1小时内一会儿变身坐诊的医生，一会儿变身拎着公文包上班的家庭“顶梁柱”，一会儿变身小狗汪汪叫，一会儿变身大象或者是一头怪兽……

游戏是孩子生活的重要组成部分。每个孩子在游戏中都能表现其创造力。好奇、好问是孩子的天性，是孩子探求未知、开启智慧、认识世界的内生动力，是探索和创造的源泉。正如著名教育学家陶行知先生所说："儿童只有言论自由，特别是问的自由，才能充分发挥其创造力。发明千千万万，在于一个问。"孩子的发问千奇百怪，这正是他们创造潜力的发挥。孩子究竟如何从这些看似毫无意义的活动中获益呢？在玩耍中，孩子逐渐知道哪些东西是大家可以接受的，哪些是无法接受的。"玩耍就像个万花筒"，具有随机性和创造性。从根本上说，玩耍能提升孩子的灵活性和创造性，当他们遇到意外情况或处于新环境时，将更具竞争优势。

《大脑银行·科学素养》丛书包含5个分册，分别为《北极有企鹅吗》《是谁发明了橡皮》《宇宙有尽头吗》《打哈欠会传染吗》《迅猛龙全身长羽毛吗》。这套丛书以激发孩子的创造力为主旨，通过孩子感兴趣的游戏形式，引导孩子在2分钟内探究他们感兴趣的科学知识，培养孩子的观察力、注意力和记忆力，让他们在游戏的过程中了解最基本的科学常识，提高孩子的科学素养，激发创造潜力，促进创造力的发展，让大脑像银行一样储存智慧。

如果孩子喜欢画画，我们就给他一盒彩笔；如果孩子喜欢跳舞，我们就给他一双舞鞋；如果孩子喜欢自然，我们就给他一片森林；如果孩子喜欢飞翔，我们就给他一片天空；如果孩子要做创造力的主人，那我们就给他一套《大脑银行·科学素养》吧。

清华大学科技传播普及研究中心名誉理事长、教授 **徐善衍**

目录 Contents

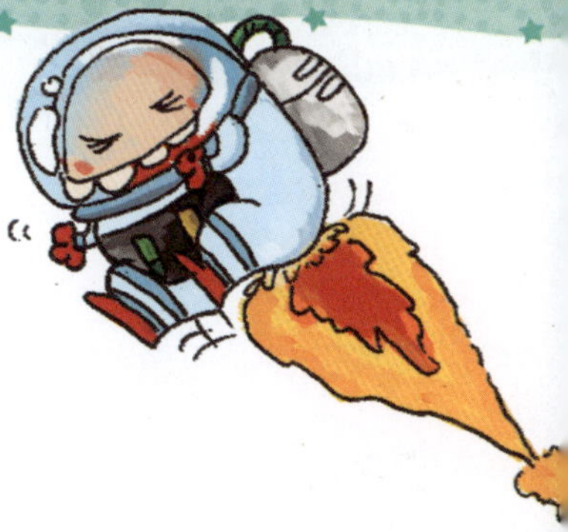

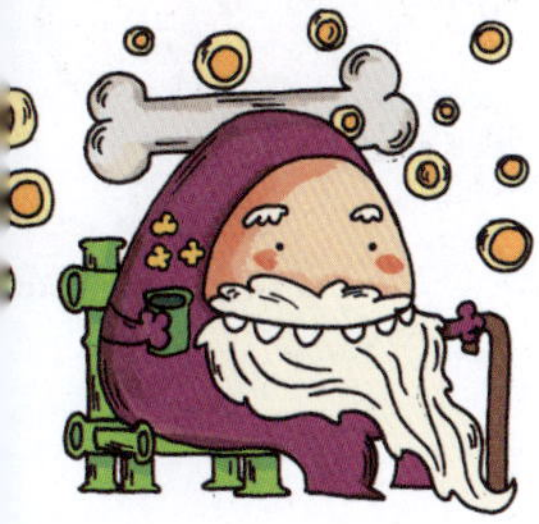

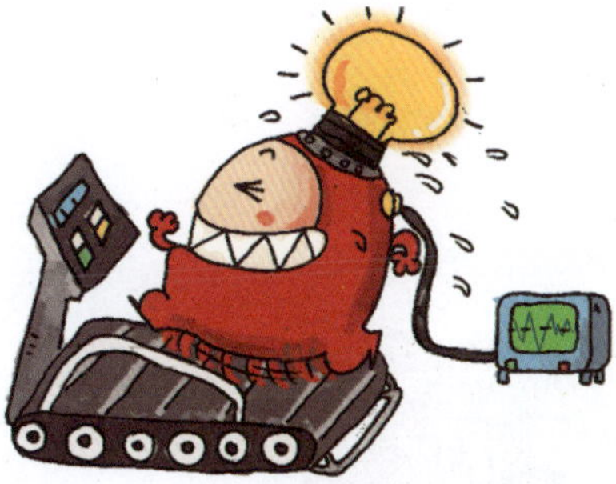

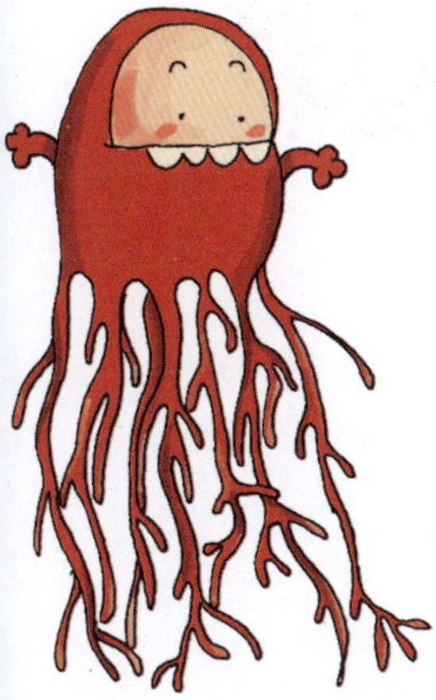

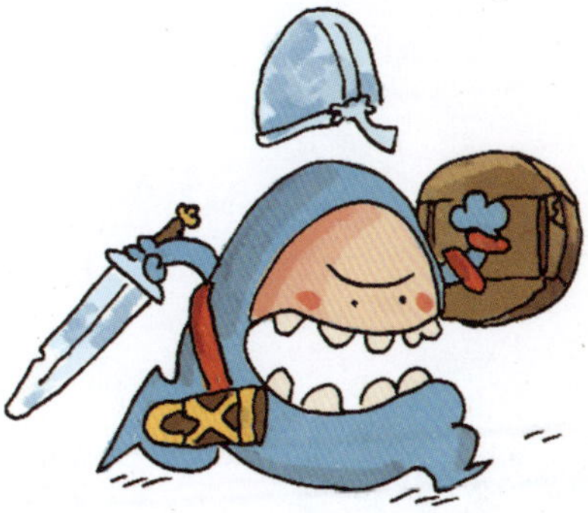

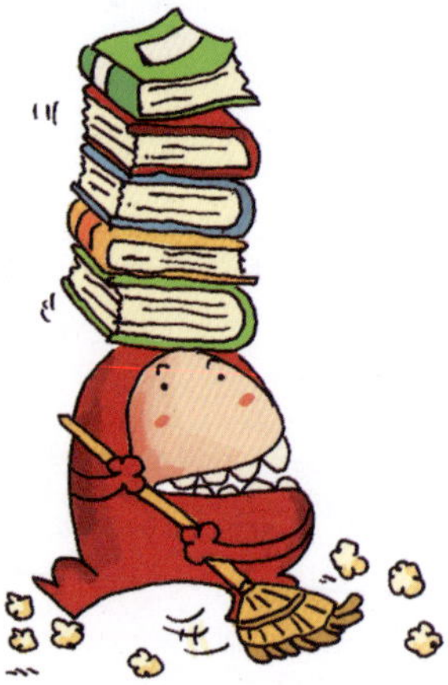

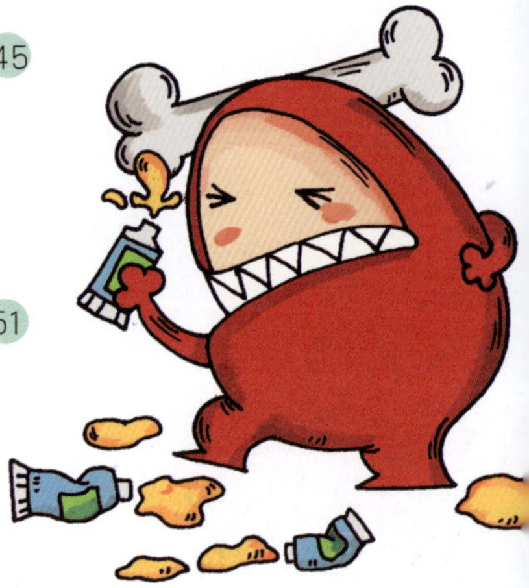

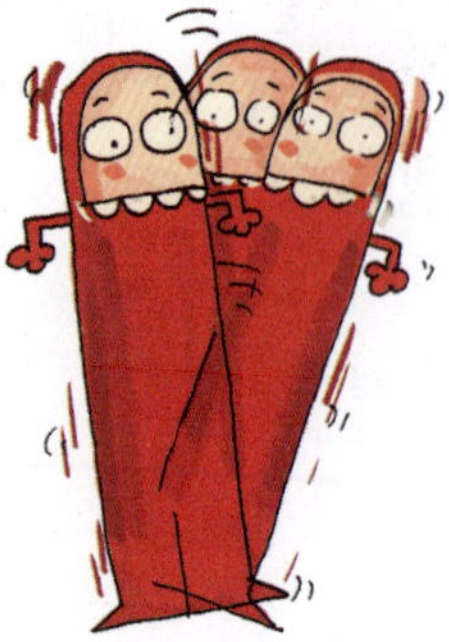

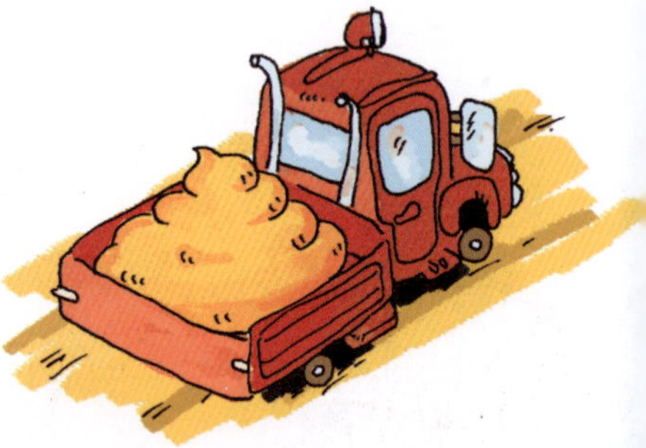

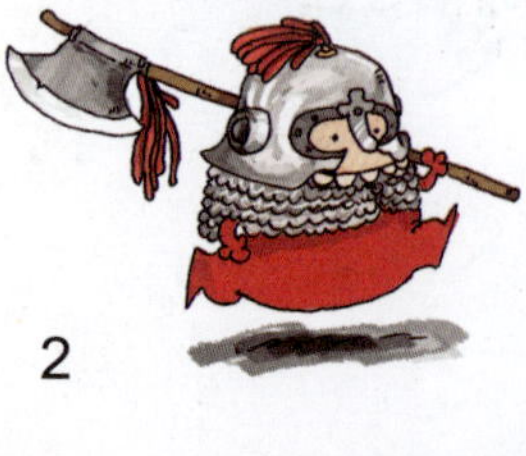

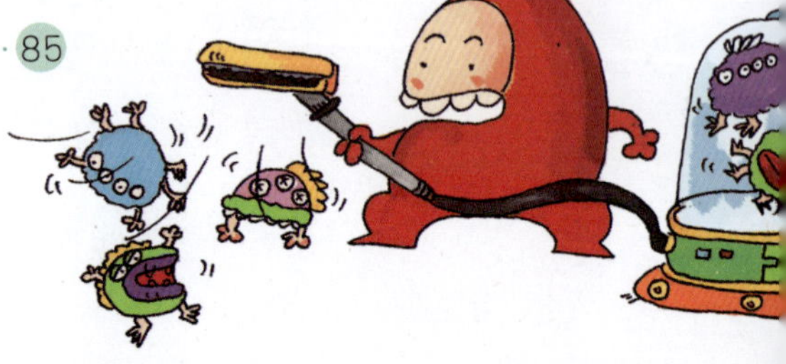

人体的基本单元——细胞

超级小档案

人体最大的细胞： 女性卵巢中排放出的卵细胞。

人体最小的细胞： 小脑的颗粒细胞。

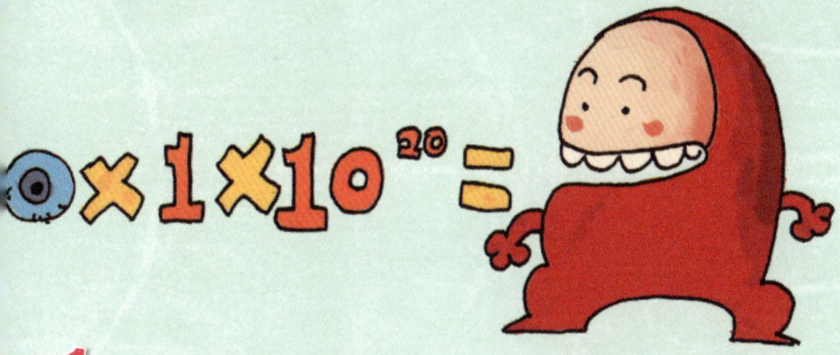

1. 细胞是人体的最小组成单位，人体内的细胞多达2×10^{14}个，它们以非常复杂的方式组合在一起。

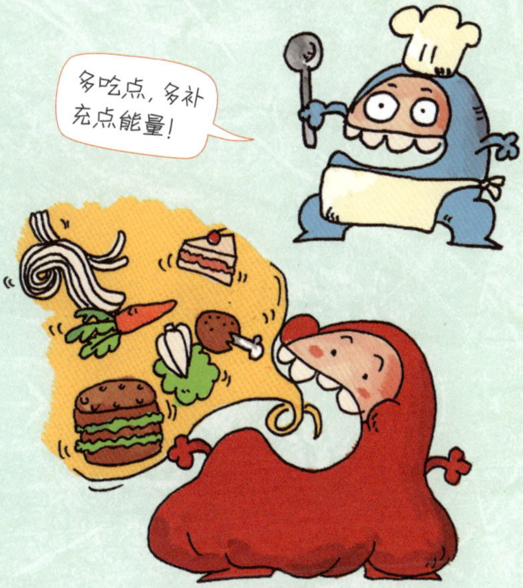

2. 成人体内大约含有300亿个白色脂肪细胞。人体将能量以脂肪细胞的形式储存起来。如果体内脂肪细胞中的脂肪球体积变大，人就会变胖。

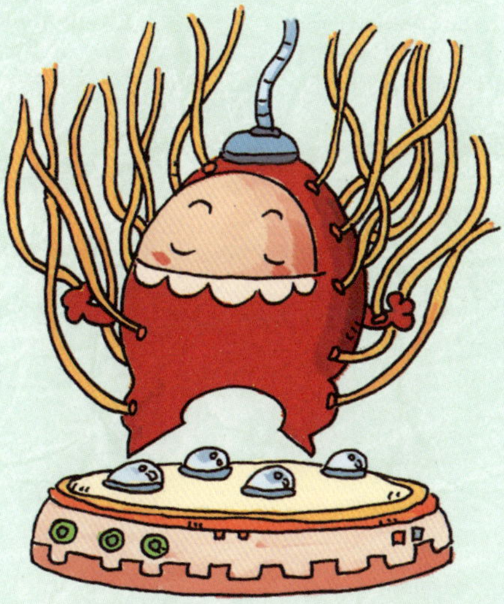

3. 人体中分布着密密麻麻的“电线”，那就是神经细胞。大脑信号沿着神经细胞的神经纤维，以每秒数百千米的速度传递着信息。

4. 骨头看上去硬邦邦的，实际上是由很多骨细胞组成的。这些细胞和人体内的矿物质强强联合，使骨骼变得更坚固。

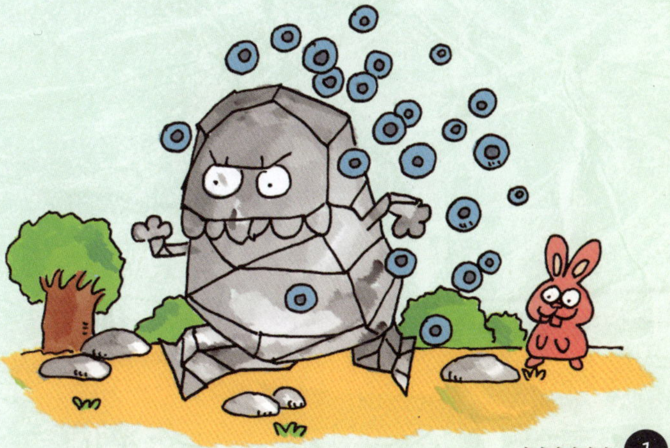

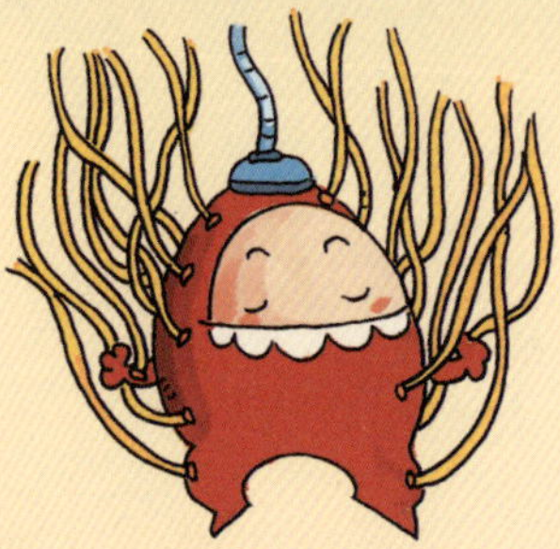

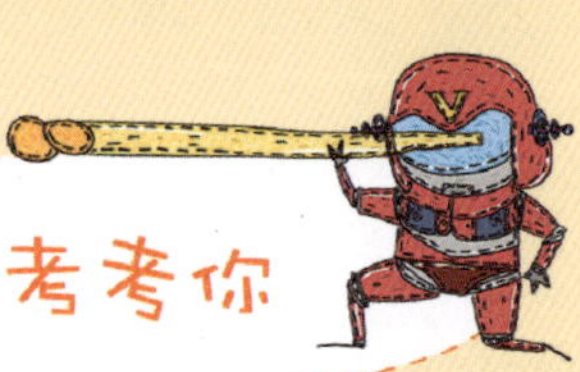

我来考考你

1. 人体内最大的细胞是什么细胞？

2. 人体内最小的细胞是什么细胞？

3. 人体内的细胞大约有多少个？

4. 神经细胞传递信息的速度有多快？

5. 骨头是由什么组成的？

6. 人变胖与哪种细胞的体积变大有关？

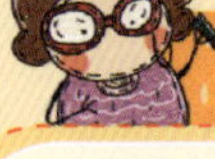

大脑银行ATM机

人的生命源于一个细胞

人的生命是由一个细胞开始的。这个细胞是由妈妈的卵细胞和爸爸的精子结合而成的受精卵。受精卵在妈妈的输卵管内分裂，并慢慢地移动到妈妈的子宫里，长成胎儿。母亲怀孕4周时胎儿就有了心跳，脊椎和神经系统开始发育。到40周左右，胎儿就可以出来与大家见面了。

最高司令部——脑

超级小档案

左脑：具有语言功能，善于逻辑分析、推理。

右脑：就像个艺术家，对音乐、美术、舞蹈等艺术活动有超强的感悟力。

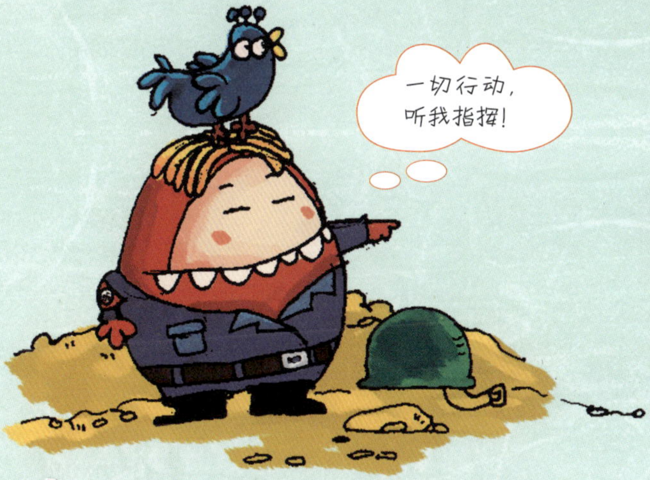

1. 人脑是世界上功能最全、储存信息量最大、程序最复杂的“电脑”。它管理着人体的知觉、运动、思维、记忆等一切生命活动。

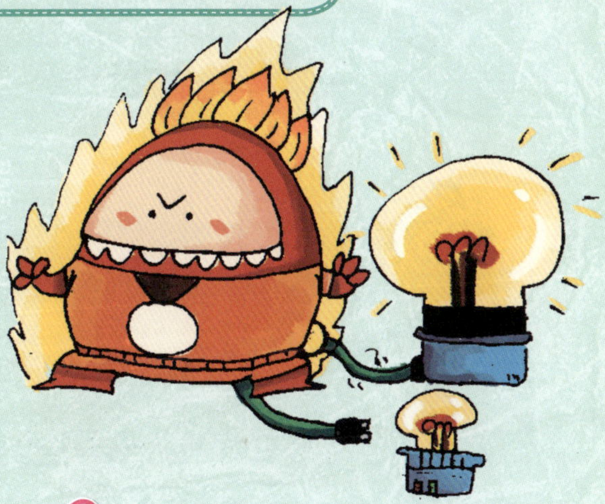

2. 人脑每时每刻都在工作。大脑消耗的能量相当于一只25瓦的电灯泡消耗的能量。

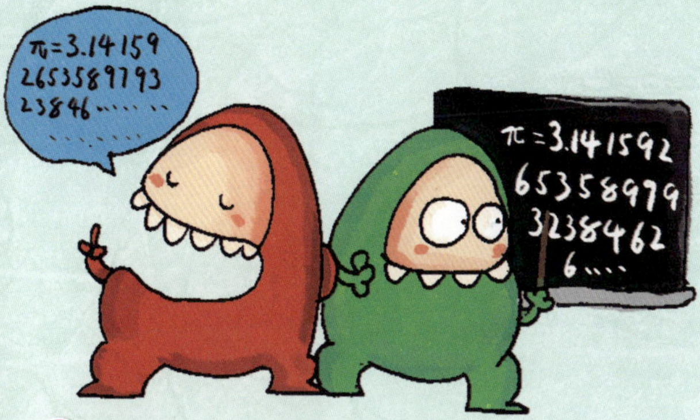

3. 人脑喜欢整洁的空间。当接受了外部有序环境的训练后，人脑学会了组织内部知识的技巧，这样记忆力也会变得更好。

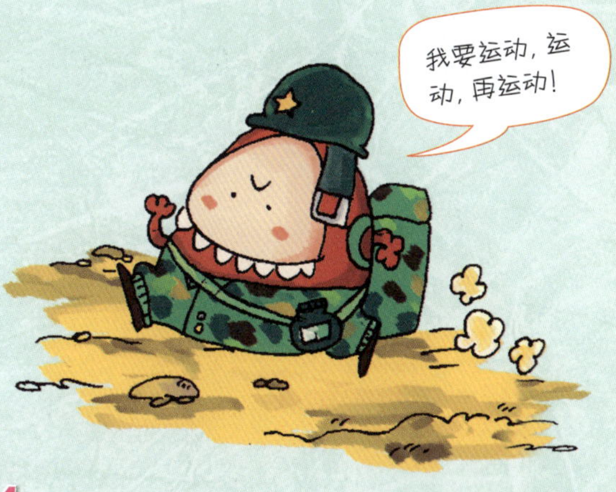

4. 如果不动脑子，人脑老化的速度就会加快。所以一定要“没事找事”，多思考，多锻炼，不要让它闲着。

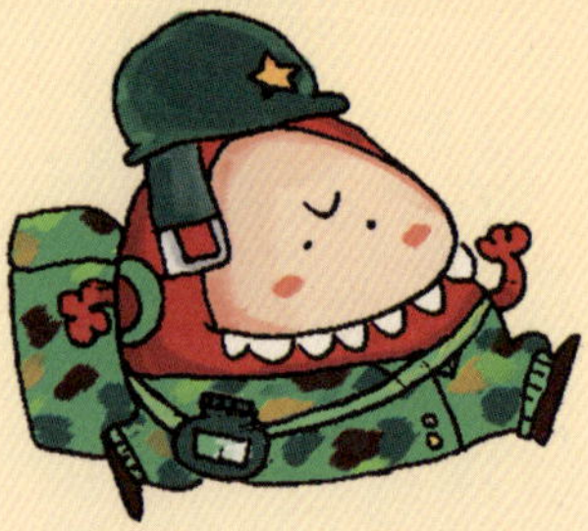

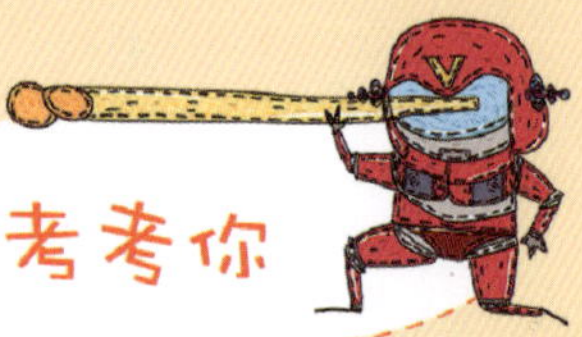

我来考考你

1. 左脑主要善于哪些方面?

2. 人体所有的活动是靠什么器官来管理的?

3. 人脑消耗的能量相当于什么?

4. 为什么整洁的空间会使记忆力更好?

5. 如果不动脑子，人脑会老化吗?

6. 右脑对哪些方面有超强的感悟力?

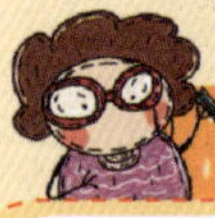

大脑银行ATM机

不能再生的脑神经细胞

人脑里约有140亿个脑神经细胞，一辈子也用不完。然而，脑神经细胞并不像皮肤细胞那样受到损伤后可以再生。从人出生那天起，脑神经细胞就开始不断死亡，且不能再生。超过30岁后，人平均每天会损失10~20万个脑神经细胞。而且，人越不动脑，脑神经细胞死亡得越多、越快。

人体的支架——骨骼

超级小档案

人体内最小的骨头：耳朵里的镫骨。　　成人的骨头数量：206块。

人体内最大的骨头：股骨。

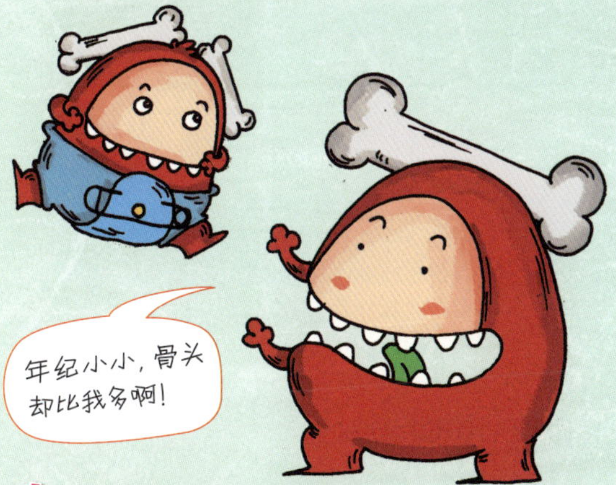

1. 婴儿的骨头比成人多，有305块，有些骨头会在长大的过程中慢慢地连接在一起。

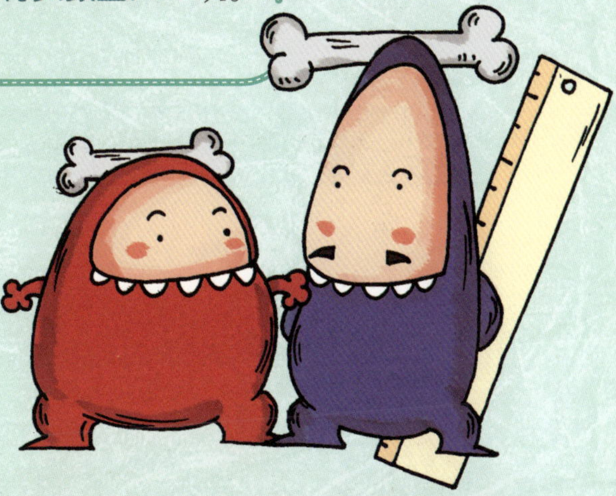

2. 骨龄是幼儿的骨骼发育程度和标准的发育程度比较得出的一种年龄。

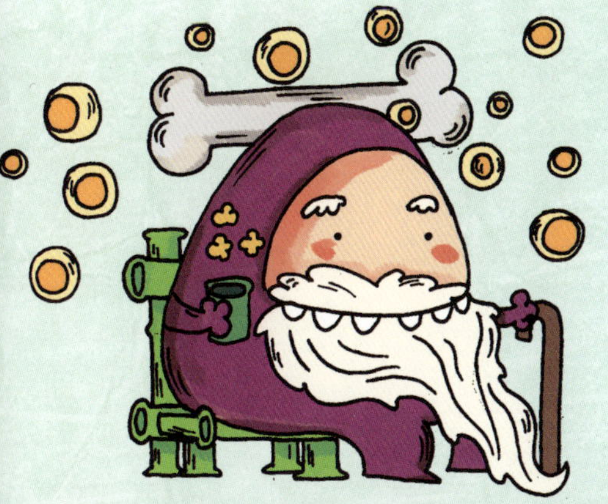

3. 骨头小世界里住着两种重要的细胞：成骨细胞和破骨细胞。如果成骨细胞活跃，骨头就会长大；如果破骨细胞活跃，骨头就会衰老。

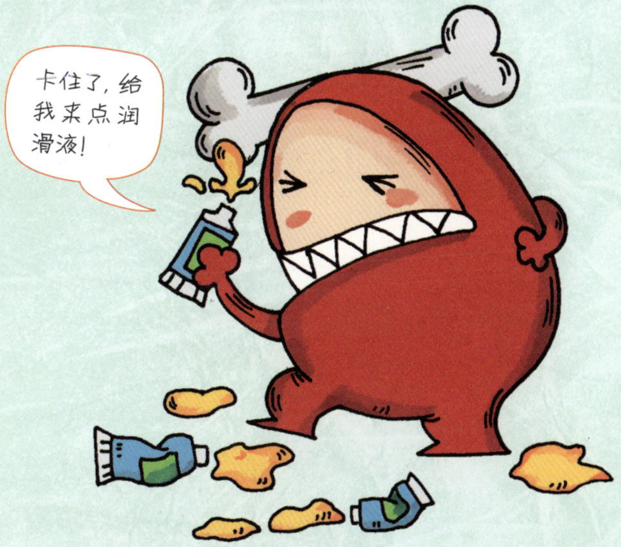

4. 骨头有时会发出响声，那是因为关节间产生的润滑液减少后加大了关节摩擦的损耗。

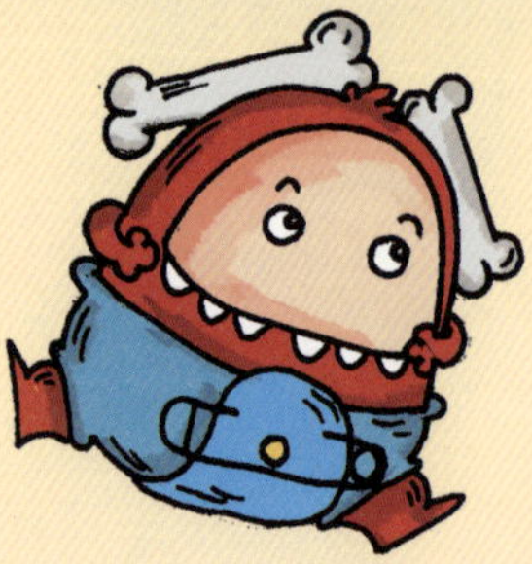

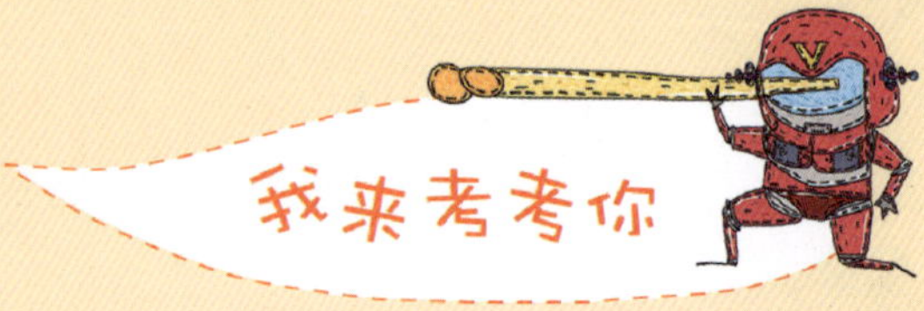

1. 人体内最小的是什么骨头？

2. 成人的骨头一般有多少块？

3. 骨龄与年龄有区别吗？

4. 骨头小世界里住着哪两种重要的细胞？

5. 如果成骨细胞活跃，骨头会有什么变化？

6. 为什么骨头也会发出响声？

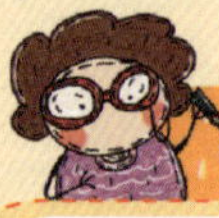

大脑银行ATM机

柔软的韧带

人体的关节处有一种名叫韧带的绳索状组织，负责把骨头紧紧地捆在一起。韧带像一条质地坚韧、极富弹性的带子，将人的骨头相连接。它的主要任务是加强关节，维护关节在运动中的稳定，同时也限制骨关节的一些超越范围的活动。

可再生的造血器官——骨髓

超级小档案

人体最重要的生命中枢： 延髓。

骨髓： 制造红细胞、血小板和各种白细胞。

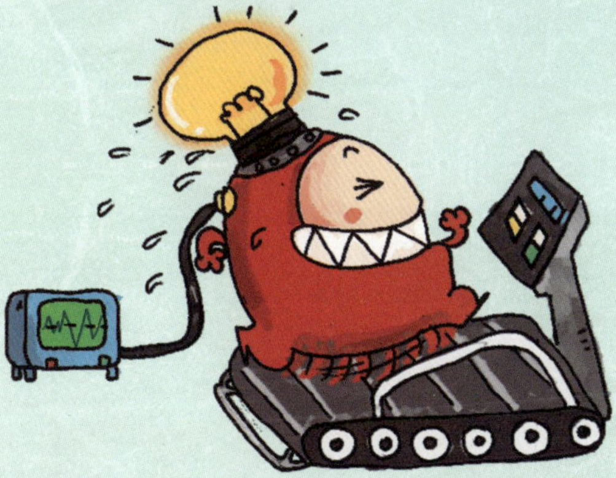

1. 人体内强大的造血器官非骨髓莫属。

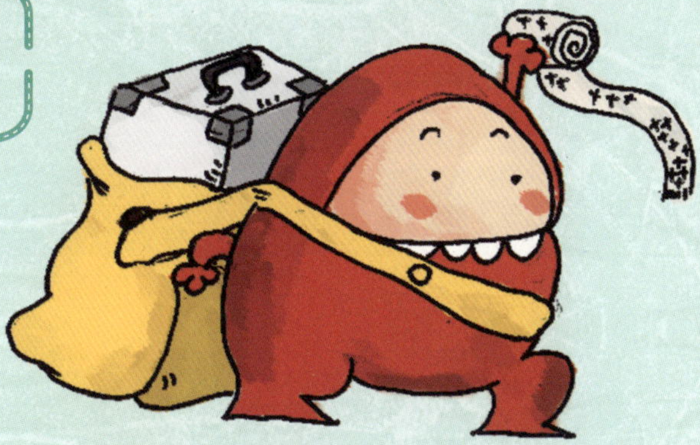

2. 骨髓是人体重要的免疫器官之一。红骨髓中的血小板具有止血作用，白细胞能抑制与杀灭各种病原体。

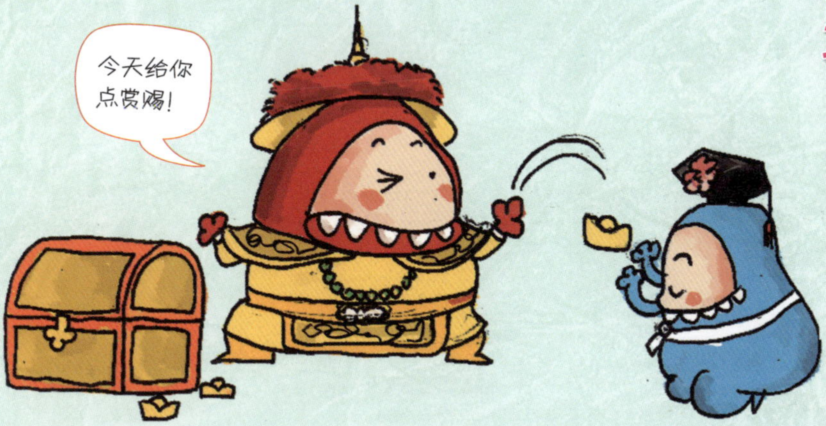

3. 一个成年人全身平均有3千克骨髓，只需捐献200毫升左右骨髓就有可能让一个白血病患者获得新生。

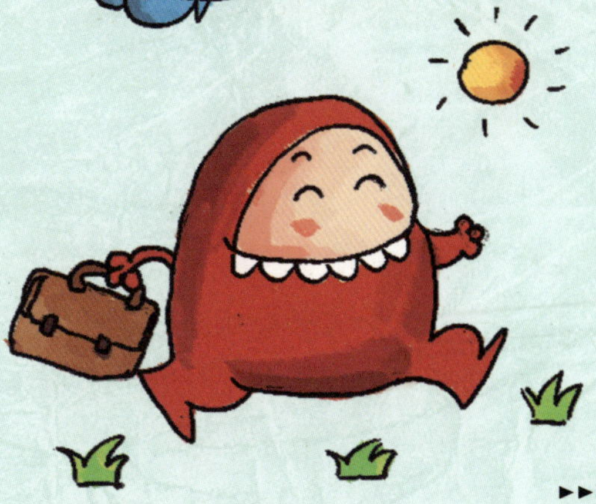

4. 骨髓是再生能力很强的组织。对于健康捐献者，10天左右就能补足所捐献的干细胞量，不会影响日常的生活和工作。

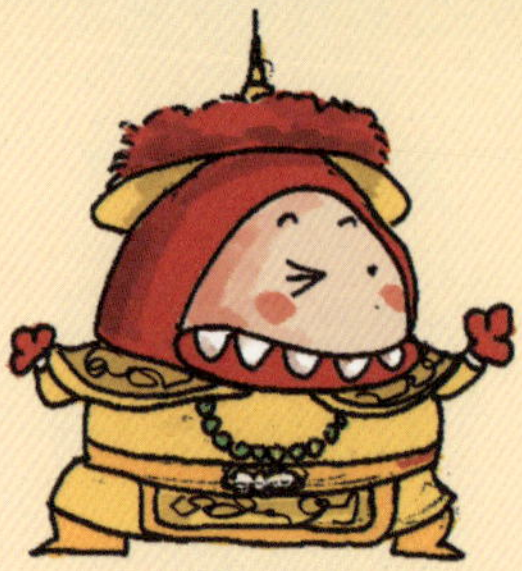

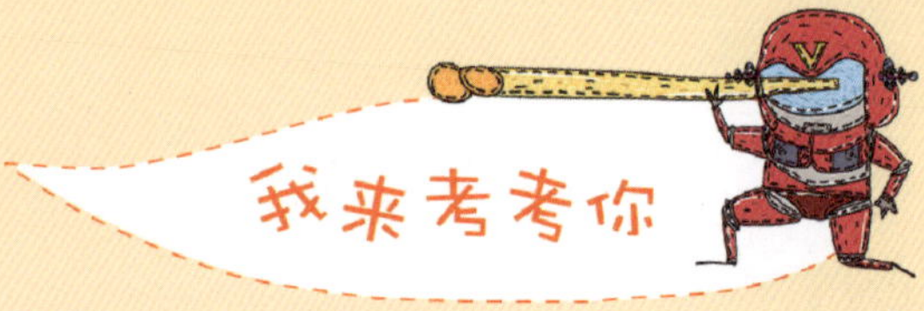

1. 人体最重要的生命中枢是什么？

2. 骨髓制造哪些细胞？

3. 一个成年人全身平均有多少千克骨髓？

4. 骨髓具有再生能力吗？

5. 红骨髓中的血小板有什么作用？

6. 人体内强大的造血器官是什么器官？

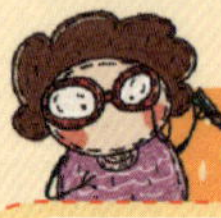

大脑银行ATM机

骨髓的变化

人刚出生时，全身的骨髓腔内充满红骨髓。随着年龄的增长，5岁以后长骨内的脂肪细胞增多，相当部分的红骨髓被黄骨髓取代。18岁以后，全身长骨骨干几乎充满了黄骨髓，成年人的红骨髓与黄骨髓各占一半。这种变化可能是由于成人不需要全部骨髓腔来造血，部分骨髓腔造血已足够补充所需的血细胞。

高速互联网——神经

超级小档案

人体内最长的神经纤维：坐骨神经。　人体内寿命最长的细胞：神经细胞。

神经系统调节生命活动的基本方式：反射。

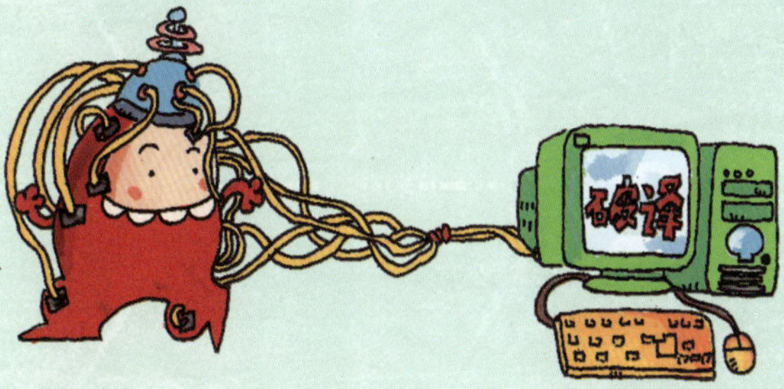

1. 神经是身体的主要“电缆”，延伸到身体的每一个角落，不断接收并破译着成千上万的人体密码。

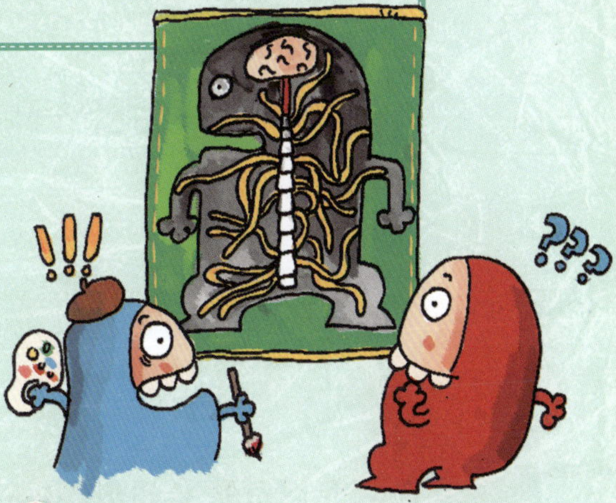

2. 神经系统是人体内最高级、最复杂、最深奥的系统。

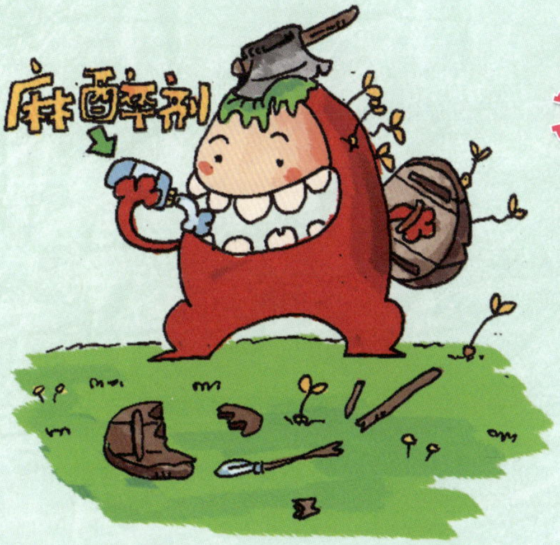

3. 麻醉剂是那些对中枢神经系统起效的药物。许多麻醉剂来源于罂粟花。麻醉剂可以缓解疼痛。

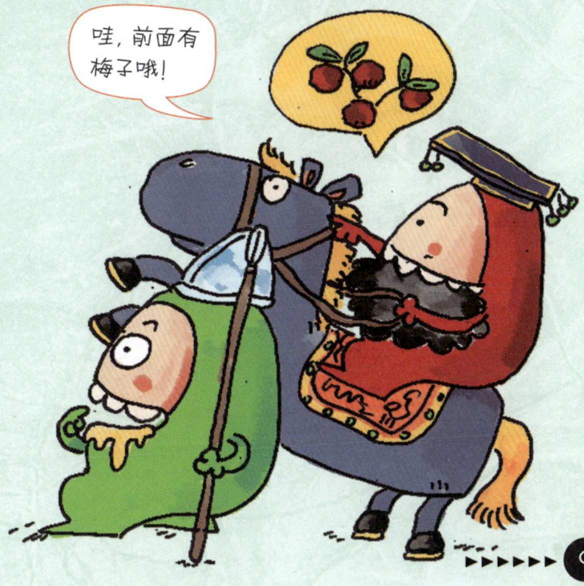

4. “望梅止渴”“谈虎色变”都属于神经系统的条件反射。俄国生理学家伊万·巴甫洛夫是最早提出条件反射的人。

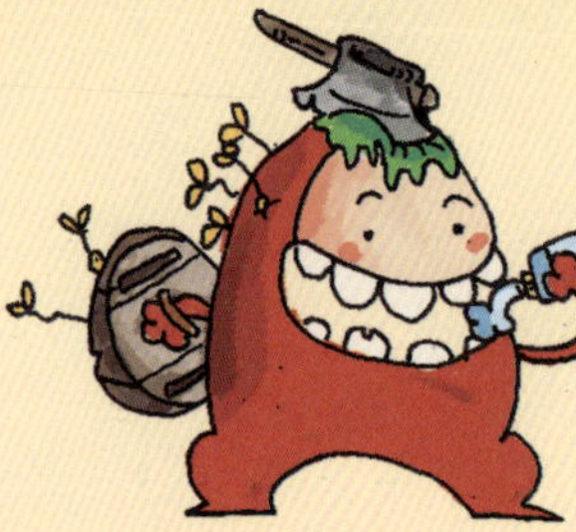

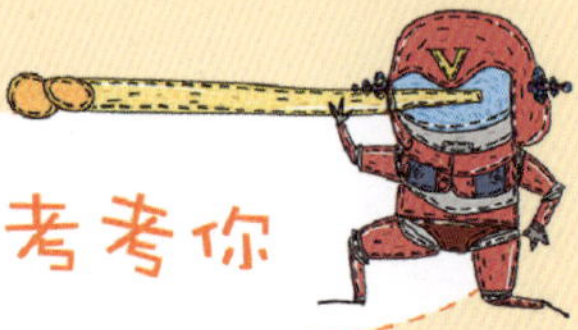

我来考考你

1. 人体内最长的神经纤维是什么？

2. 人体内寿命最长的细胞是什么？

3. 人体内最高级、最复杂的系统是什么？

4. 神经系统调节生命活动的基本方式是什么？

5. 麻醉剂有什么作用？

6. 谁是最早提出条件反射的人？

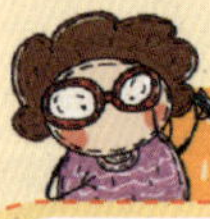

大脑银行ATM机

神经也怕冷

神经传导信息的速度受到温度的影响。换句话说，神经比较怕冷。当气温降低时，神经传导信息的速度就会减慢。当气温降到0℃以下时，神经就像被冻住似的，传导信息的速度会非常迟缓。这时，人体就会跟着出现麻木的现象。

人体的引擎——肌肉

超级小档案

人体最大的肌肉：臀大肌。

人体最长的肌肉：缝匠肌（大腿前侧）。

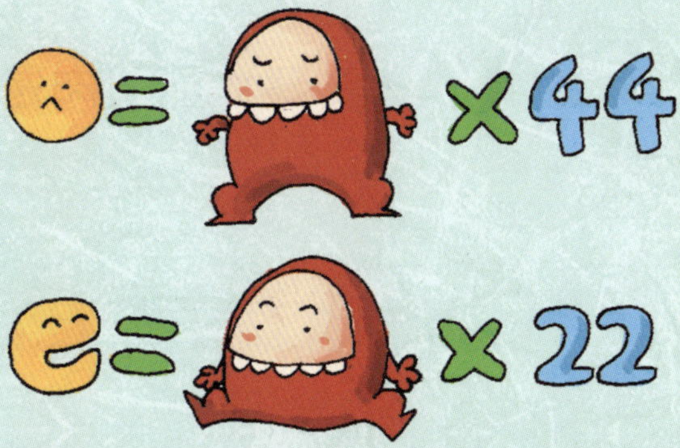

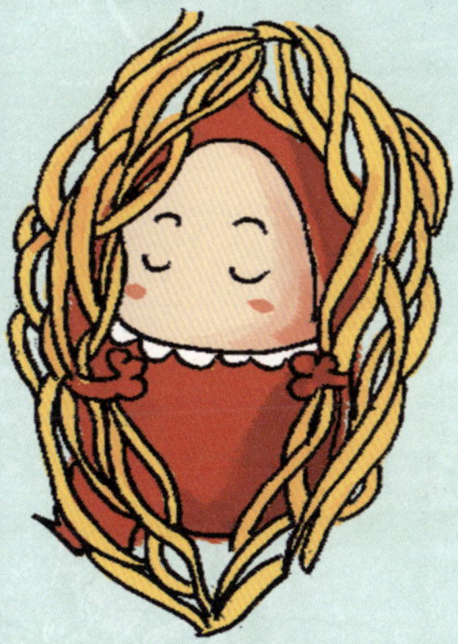

1. 肌肉是由长长的、发丝状的肌纤维组成的。一大块肌肉中有数百万条这样的纤维。

2. 脸部约有44块肌肉。使劲皱一下眉，几乎要用到所有的脸部肌肉，而哈哈大笑，只需要其中一半的肌肉。

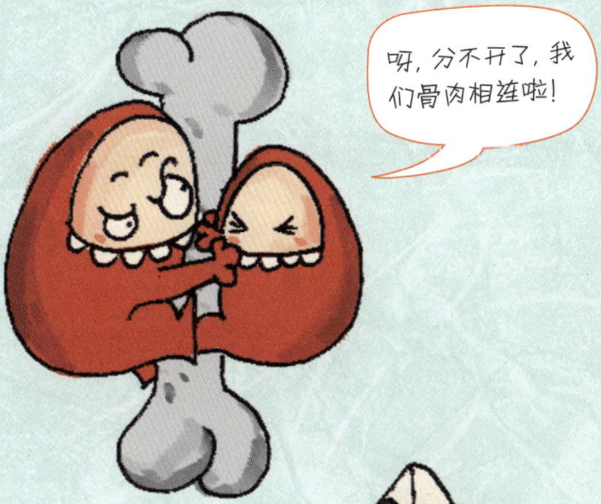

3. 肌肉和骨头紧密相连，它牢牢地吸附在骨头的表面，粘连强度远远超过强力胶水。

4. 人们画画、写字的时候，需要胳膊和手部的肌肉一起合作，才能带动笔一点点精确地移动。

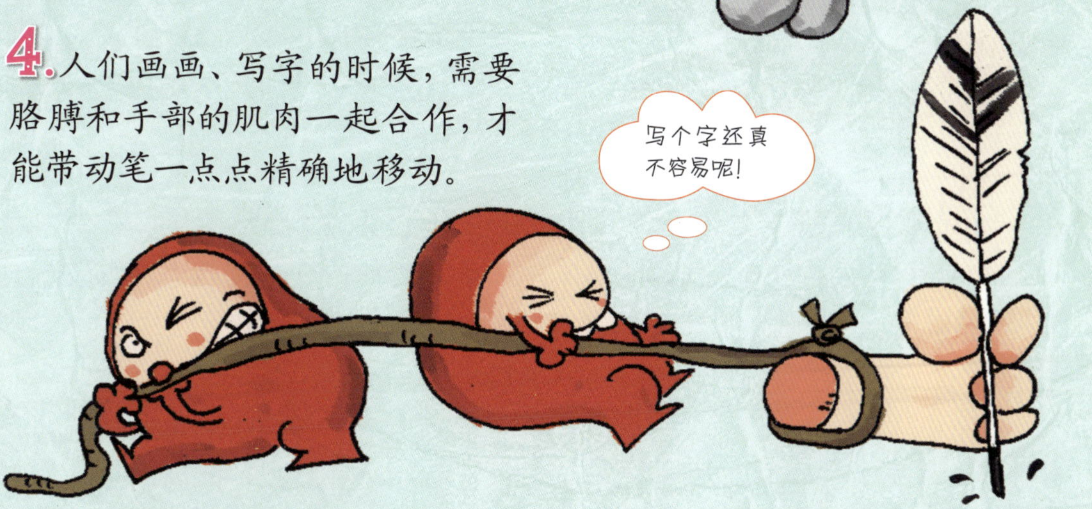

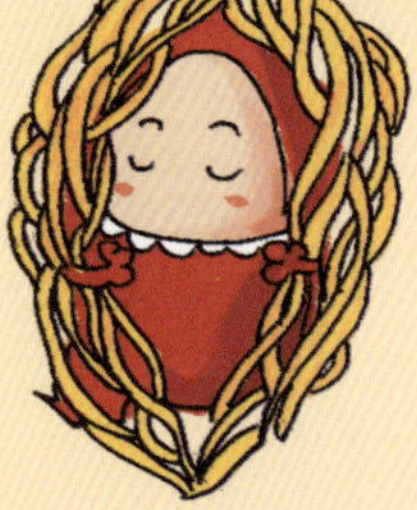

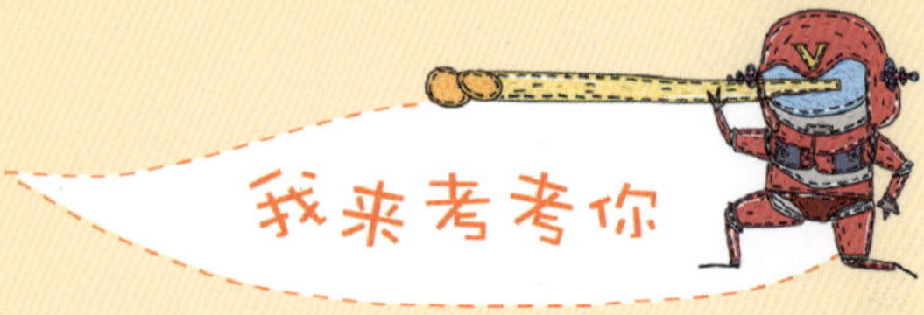

1. 人体最大的肌肉是什么？

2. 人体最长的肌肉是什么？

3. 肌肉是由什么组成的？

4. 肌肉与骨头的粘连强度超过强力胶水吗？

5. 脸部大约有多少块肌肉？

6. 皱眉时用的肌肉数量比大笑时少吗？

大脑银行ATM机

心肌

心肌位于心脏，在结构上和骨骼肌很相近。但是，心肌具有收缩性、自律性和传导性，因此使得心脏不随人的意志而改变收缩状态，具有自己的搏动规律。

神奇的链接——关节

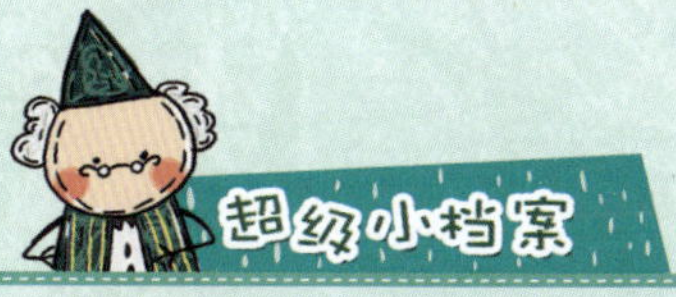

人体内最大、最复杂的关节：膝关节。
人体内最灵活的关节：肩关节。

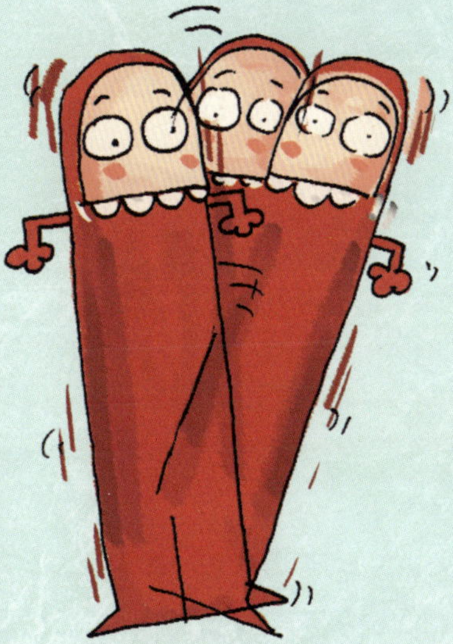

1. 如果没有关节，人体就像被上了石膏板，和棍子一样僵硬，不能弯曲，不能行动。

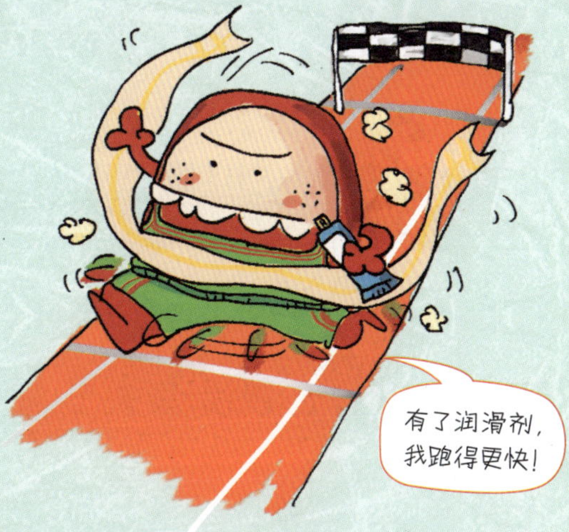

2. 在关节中，相连骨头的表面有一层关节软骨。软骨有弹性，当我们走动或跳跃时，软骨能缓冲骨头受到的震动和冲击。

3. 髋关节是人体内最稳固的关节，位于全身的中部。髋关节的特殊结构使其能适应由骨的杠杆作用产生的巨大力量。

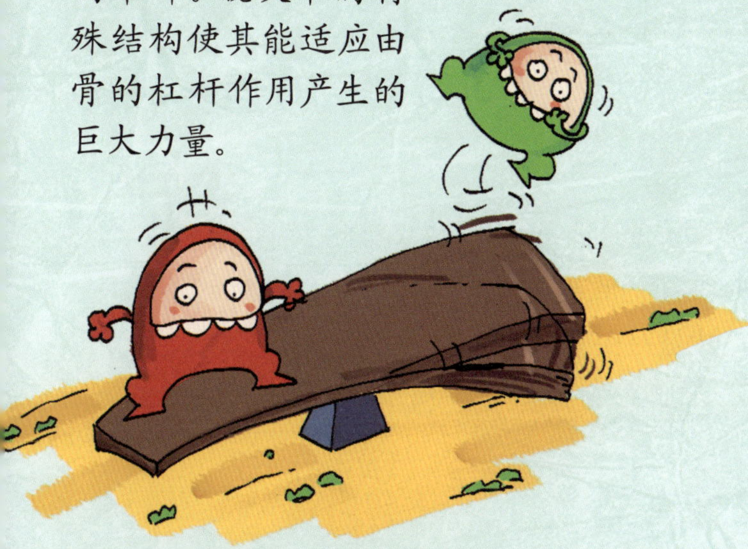

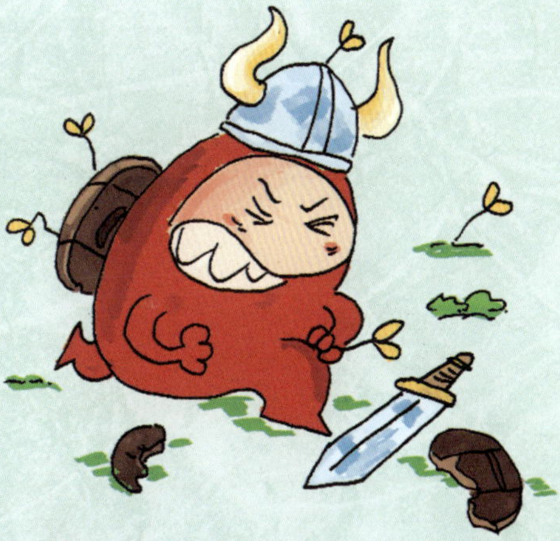

4. 踝关节是行走、跑步、跳跃等运动中保持平衡的重要关节，也是人体最容易受伤的关节。

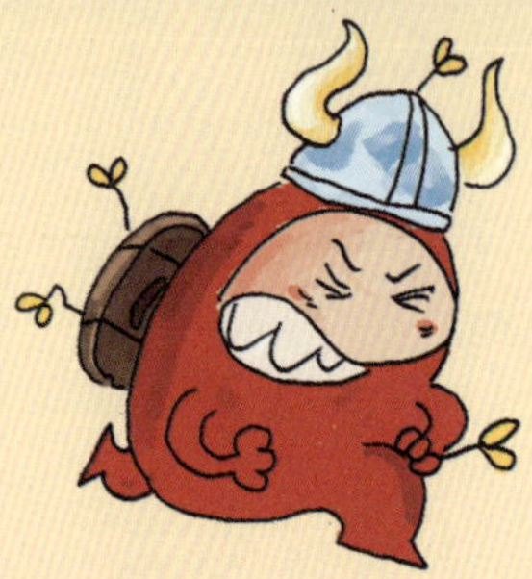

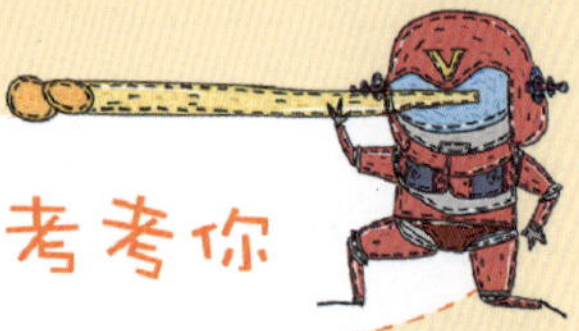

我来考考你

1. 人体内最大、最复杂的是什么关节？

2. 人体内最灵活的是什么关节？

3. 如果没有关节，人会变成什么样子？

4. 人体内最容易受伤的是哪个关节？

5. 人体内最稳固的是哪个关节？

6. 能缓冲骨头受到的震动和冲击的是什么？

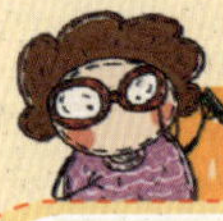

大脑银行ATM机

人体关节不能省着用

有人说关节的寿命是有限的，要“省着用”。专家对此表示，这种说法不科学。运动有益身心，有节律的收缩和放松关节是十分必要的。尽量适度地、持之以恒地运动，才是对关节最有益的。

超级照相机——眼睛

超级小档案

人的感觉器官：眼睛、耳、鼻、舌、身体等。 **人体最容易老化的感觉器官：**眼睛。

每只眼睛约含1.2亿个视杆细胞。

1. 大脑中约有80%的知识和记忆都是通过“眼睛”来获取的。

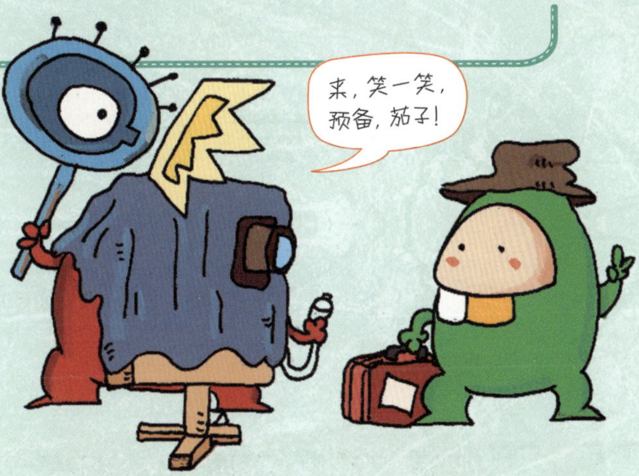

2. 眼球就像一架照相机，透明的角膜和晶体就像照相机的镜头，视网膜就像底片。

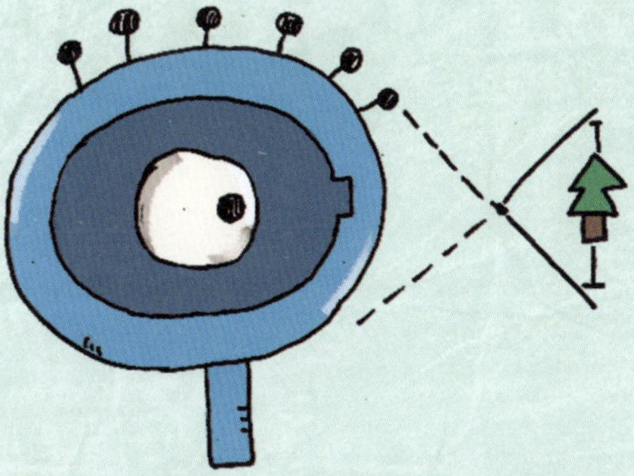

3. 眼睛近视是因为光线通过眼睛后，无法在视网膜上成像。良好的坐姿习惯，避免近距离过度用眼，有利于预防近视。

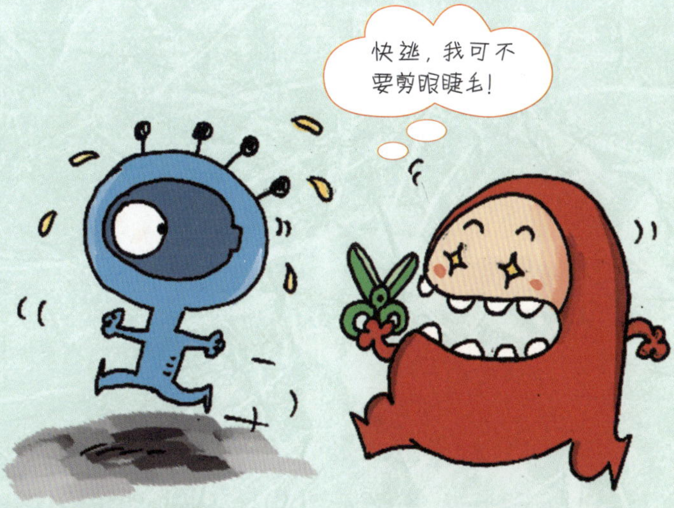

4. 眼睫毛具有保护眼球的作用。它的平均寿命只有3~5个月，不断更新，所以不要人为地修剪睫毛。

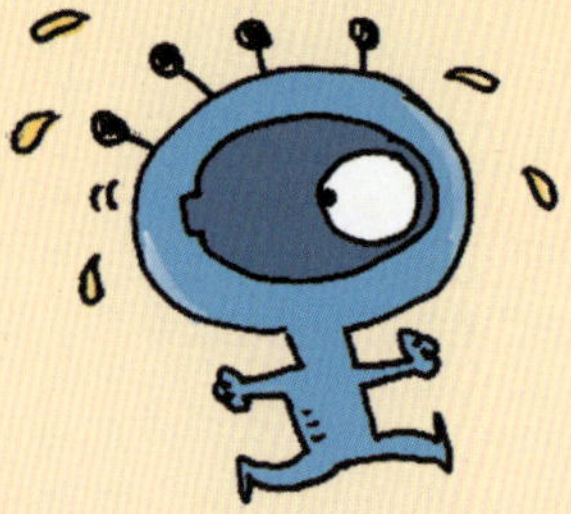

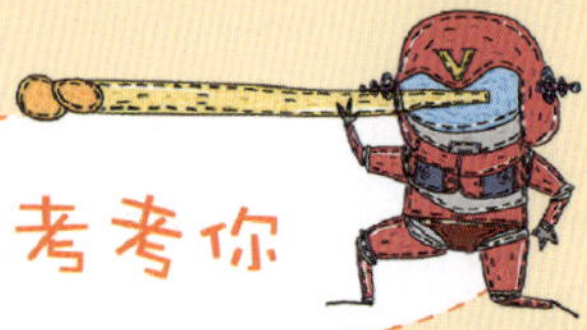

我来考考你

1. 最容易老化的感觉器官是什么？

2. 每只眼睛约含多少个视杆细胞？

3. 大脑中约有80%的知识通过哪个器官来获取？

4. 眼睫毛的平均寿命是多久？

5. 预防近视的措施有哪些？

6. 眼球像什么？

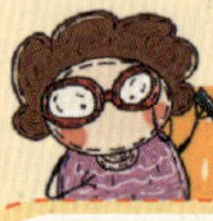

大脑银行ATM机

晚上人眼看不清东西的原因

视觉的产生离不开光，只有当光照射到物体上，然后反射到人的眼睛里，人才能看清物体。晚上，光照很弱，人的视觉就会受到限制。所以，晚上人眼看不清东西。

空气的加工厂——鼻

超级小档案

人体最重要的嗅觉器官：鼻。　**鼻泪管**：连接眼睛和鼻腔的通道。

鼻的功能：分辨气味、呼吸、局部免疫、辅助发声。

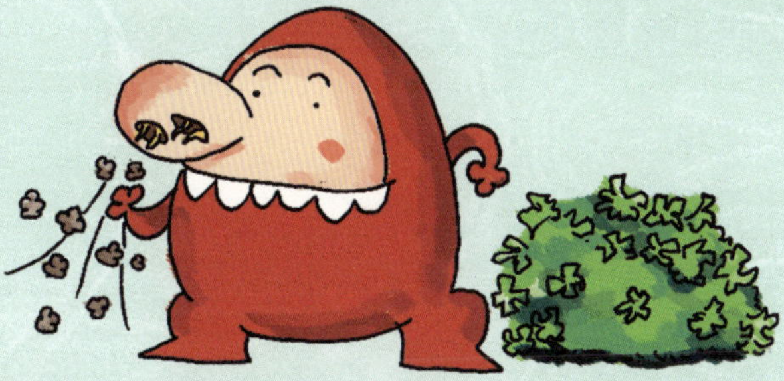

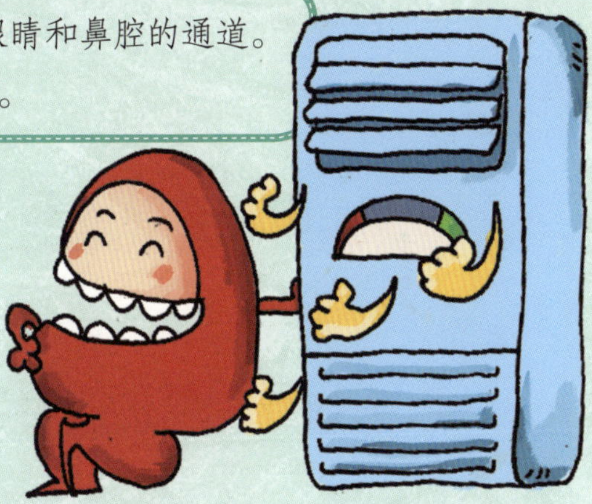

1. 鼻具有非常严密的防护措施，能依靠鼻毛组成网状防御线，挡住企图进入人体的粗大飘浮颗粒。

2. 鼻是空气的“加工厂”。这个“加工厂”具有“空调机”的作用，对空气的净化、调温和湿润超级有效。

3. 鼻腔的呼吸功能对人体的健康很重要，平时要记得用合理的方法保持鼻腔清洁，不可随便挖鼻孔。

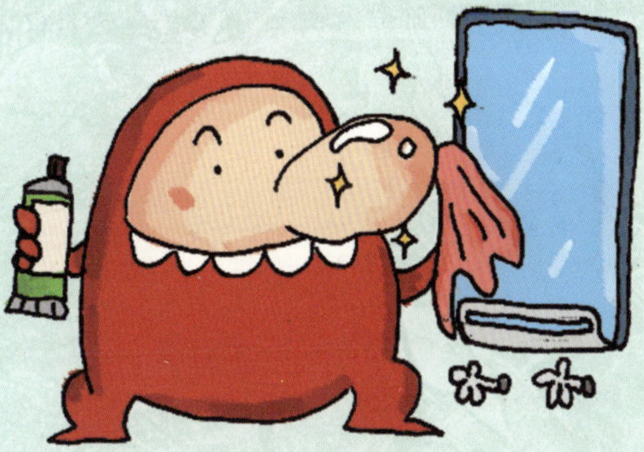

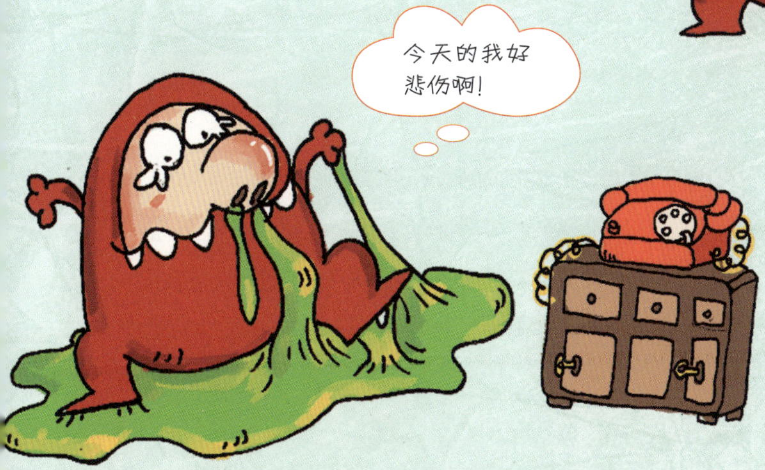

4. “一把鼻涕一把泪”是因为人在流泪时，一部分泪水通过泪管从眼角流出，而大部分泪水会从泪管涌进鼻腔，鼻就忍不住一抽一抽的了。

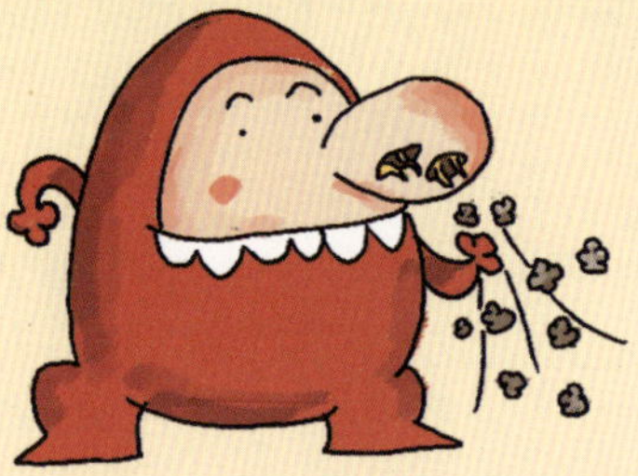

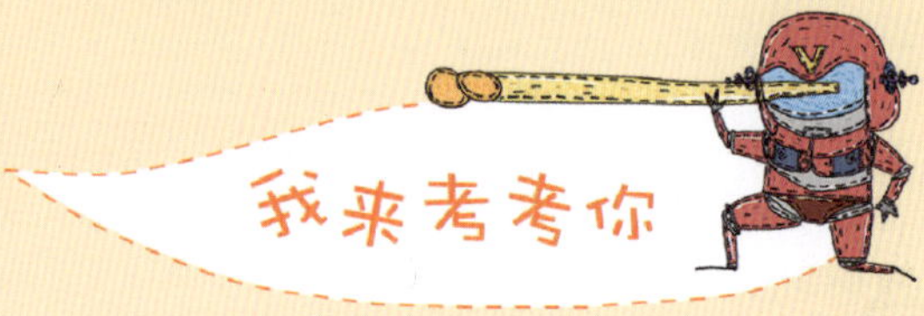

1. 鼻有哪些功能？

2. 能挡住粗大飘浮颗粒的感觉器官是什么？

3. 人体最重要的嗅觉器官是什么？

4. 为什么不能随意挖鼻孔？

5. 对空气的净化、调温和湿润有效的是哪个器官？

6. 人哭泣的时候，鼻子为什么会一抽一抽的？

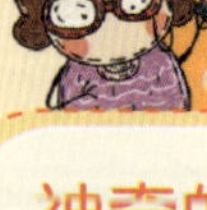

大脑银行ATM机

神奇的鼻子

鼻黏膜的表面积只有约150平方厘米，不过鼻黏膜上的嗅觉细胞大约有500万个。当空气中具有气味的微粒被吸入鼻腔内，嗅觉区的嗅觉细胞就会接触到这些微粒，并将这些微粒的气味通过神经传递到大脑嗅觉中枢，经过大脑翻译，人们就能闻到气味了。

情感的宣泄物——眼泪

超级小档案

眼泪有咸味：主要因为含有钠。

分泌眼泪的腺体：泪腺。

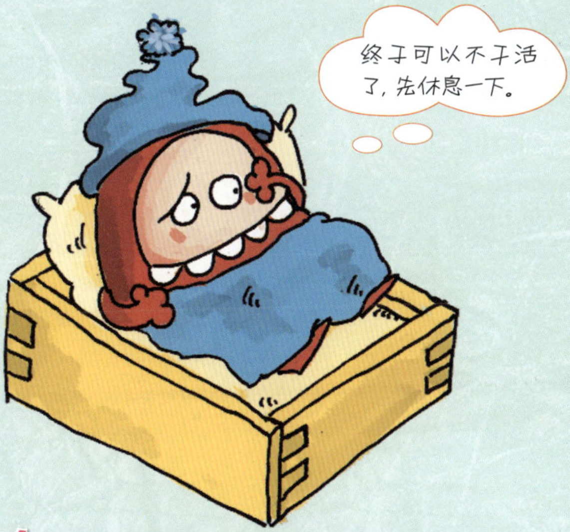

1. 白天，泪腺能湿润眼球的结膜和角膜；晚上入睡后，泪腺停止工作，进入休息状态。

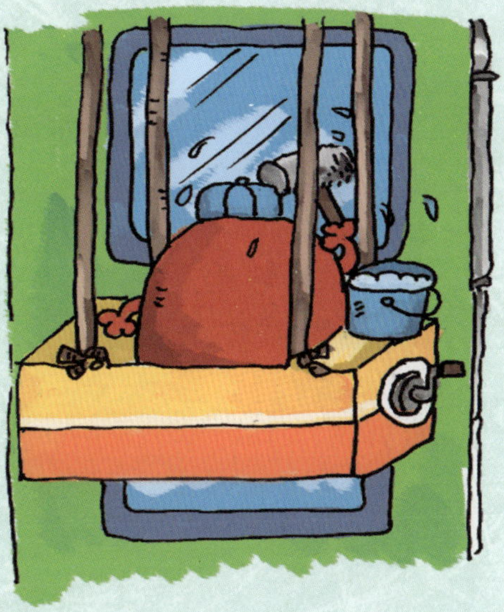

2. 眼泪还能冲刷眼睛里的脏东西。每眨一次眼，就相当于对眼睛进行一次冲洗。

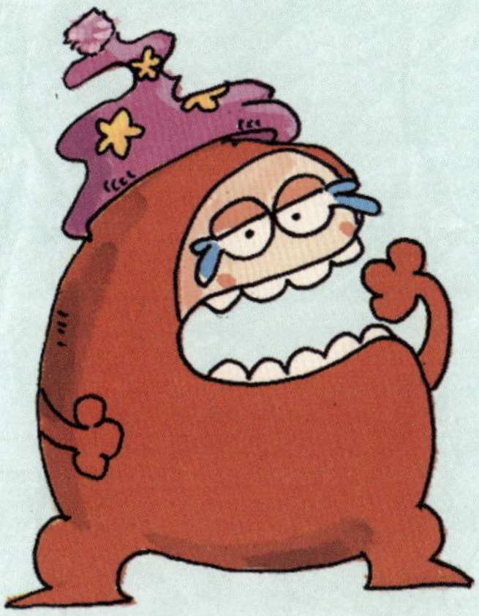

3. 打哈欠时，鼻子内部的压力会增大，鼻泪管受到阻力，眼睛里就会眼泪汪汪了。

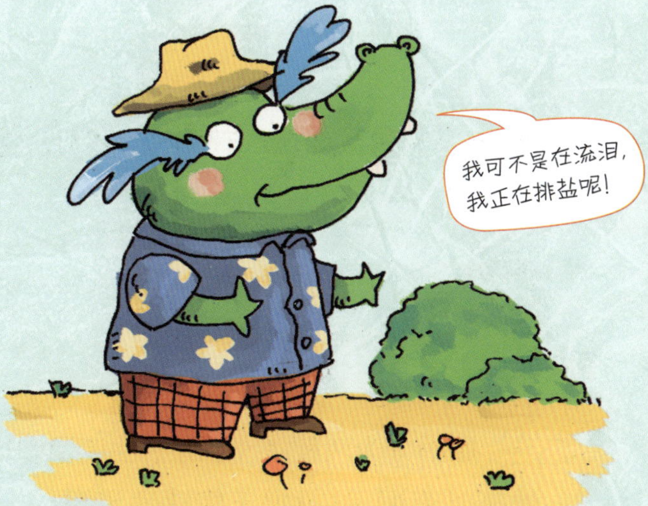

4. 鳄鱼和乌龟等动物“流泪”，是因为它们要排出体内多余的盐分。

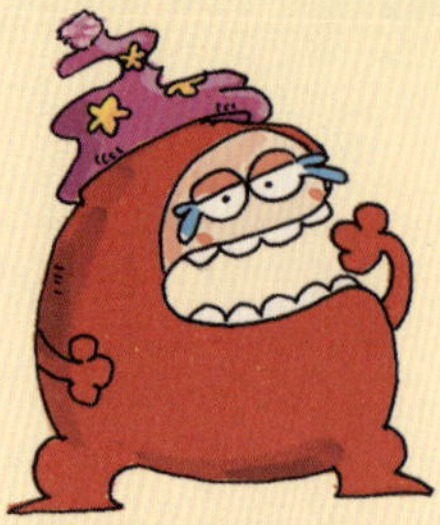

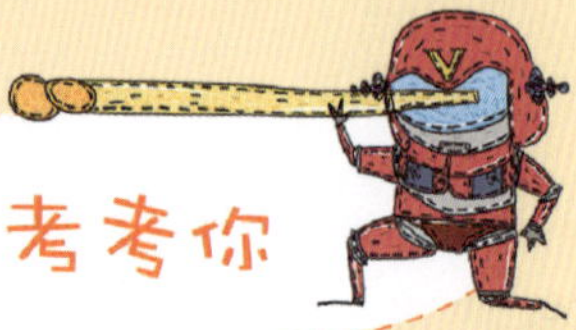

我来考考你

1. 眼泪有什么味道？

2. 分泌眼泪的腺体称作什么？

3. 晚上入睡后，泪腺还工作吗？

4. 白天，泪腺的作用是什么？

5. 鳄鱼和乌龟等动物为什么会流眼泪？

6. 打哈欠时，为什么会眼泪汪汪？

大脑银行ATM机

眼泪的类型

眼泪分为两种类型：情感性流泪和反射性流泪。当人们悲伤、高兴、愤怒时流泪，这就属于情感性流泪。当人们的眼睛受到刺激，比如沙子误入眼睛或遇到烟雾等情况时，为保护眼睛免受异物的刺激而流泪，这就属于反射性流泪。

精密的声音捕获器——耳朵

超级小档案

人耳的组成：外耳、中耳、内耳。

人耳的听力范围：20~20000赫兹。

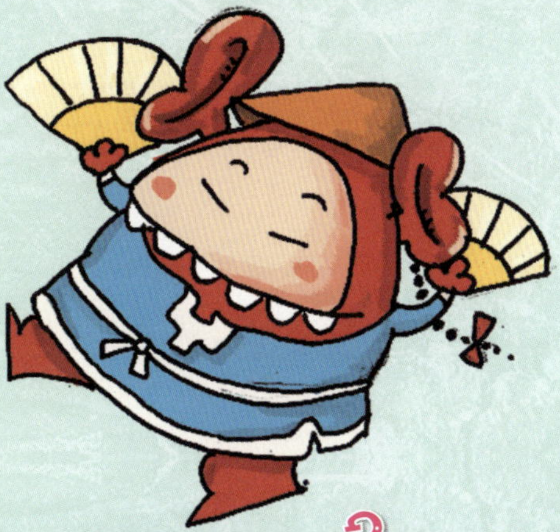

1. 耳朵是五官中的听觉器官，它可以感受到自然界的各种声音。

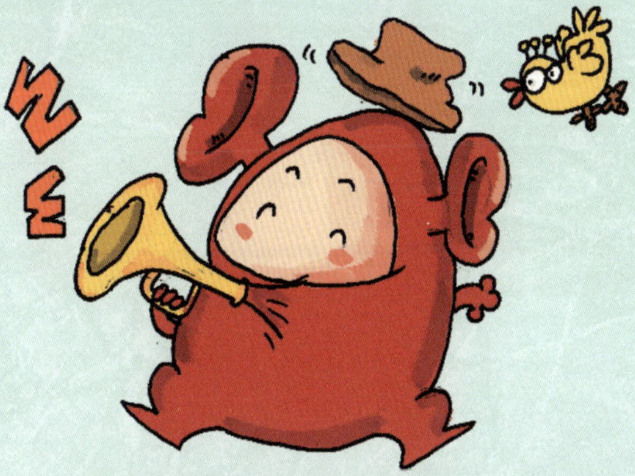

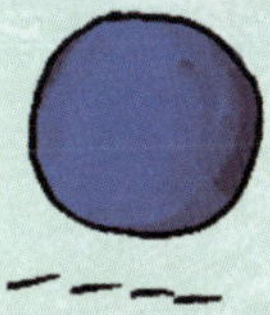

2. 人体的平衡器官也在耳朵里。人体的平衡是由内耳的前庭部、视觉、肌肉和关节等系统的相互协调来完成的。

3. 人们不用经常掏耳朵，耳朵本身就具有自洁功能，耳屎会自然地脱落到耳外。

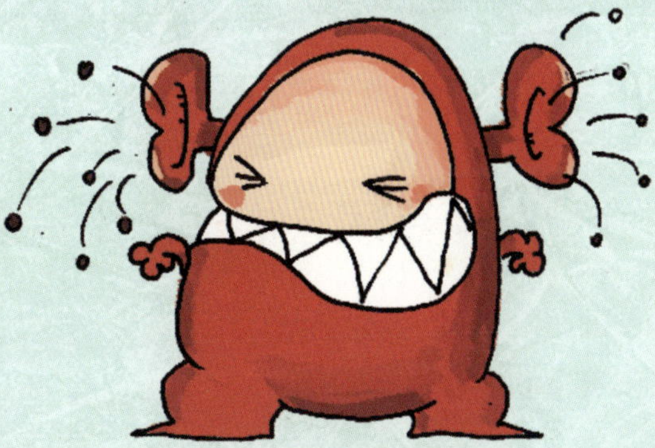

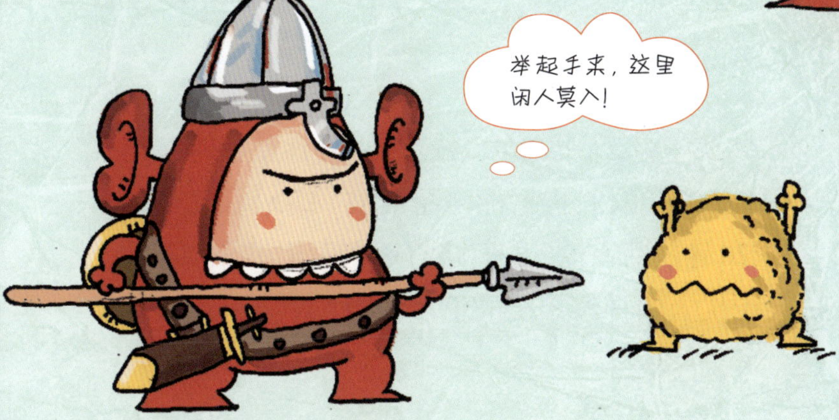

4. 耳屎作为外耳道的"哨兵"，守卫着外耳道的大门，保护着外耳道皮肤，并防止外来物进入。

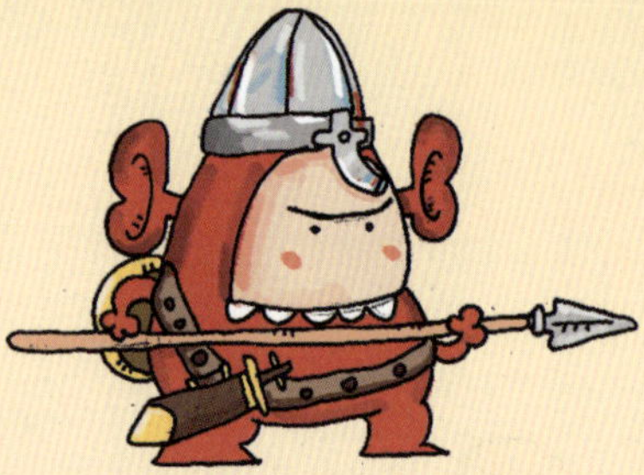

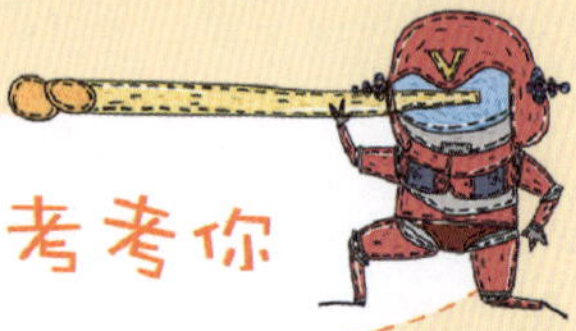

我来考考你

1. 人体的听觉器官是什么？
2. 人耳由哪几部分组成？
3. 人耳的听力范围有多大？
4. 人体的平衡器官在哪个部位？
5. 谁保护着外耳道皮肤？
6. 耳屎会自然地脱落到耳朵外面吗？

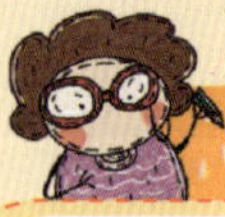

大脑银行ATM机

听不见的声音

如果声音的频率低于20赫兹或高于20000赫兹，人的耳朵就听不到了。频率高于20000赫兹的声波，人们将它称为超声波。蝙蝠靠超声波来辨别方位。而频率低于20赫兹的声波，人们将它称为次声波。次声波对人体有很大的危害，会干扰人体神经系统的正常功能。

灵巧的多面手——舌

超级小档案

人体最柔韧的部位：舌。
舌上味蕾的数量：成年人约有3000个。

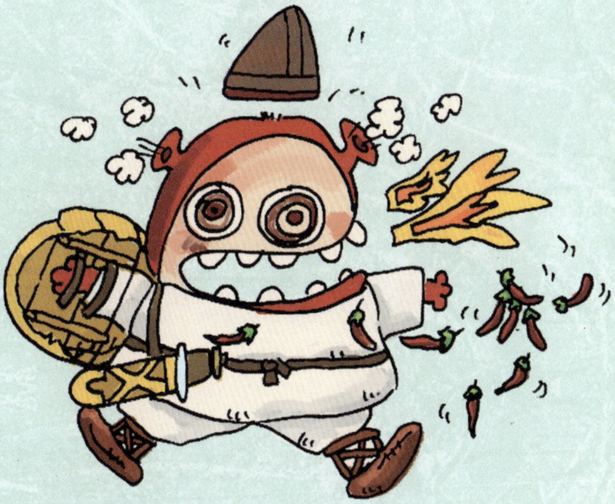

2. 很多人喜欢吃辣，辣味会让人觉得很通气。辣味不属于味觉，它其实是一种痛感。

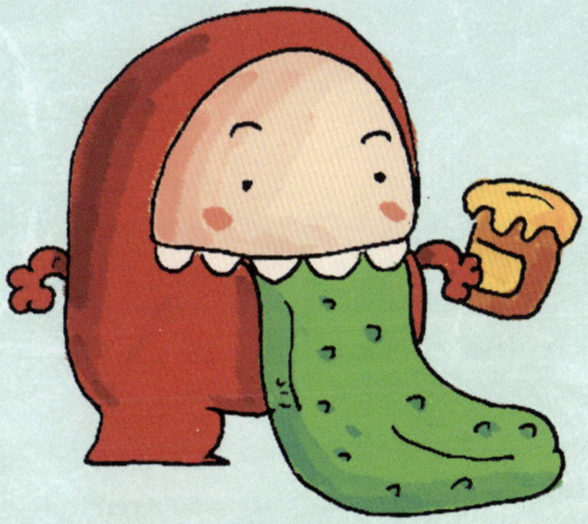

1. 舌上有很多小红点，那就是味蕾，它能感知酸、甜、苦、咸等味觉。

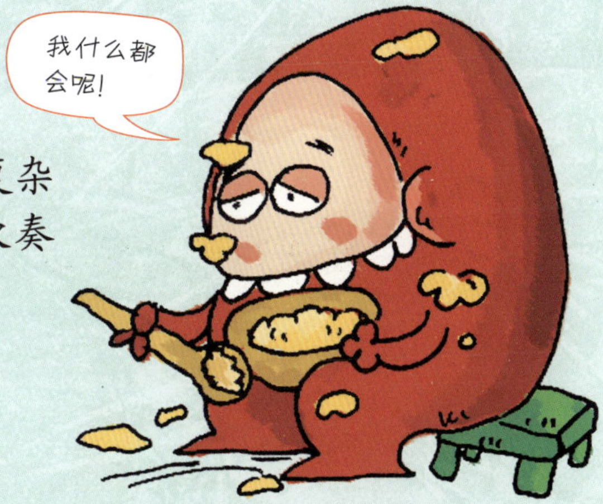

3. 舌是个“多面手”，能进行许多复杂的活动，咀嚼、吞咽和吮吸，甚至吹奏乐曲都有舌的功劳。

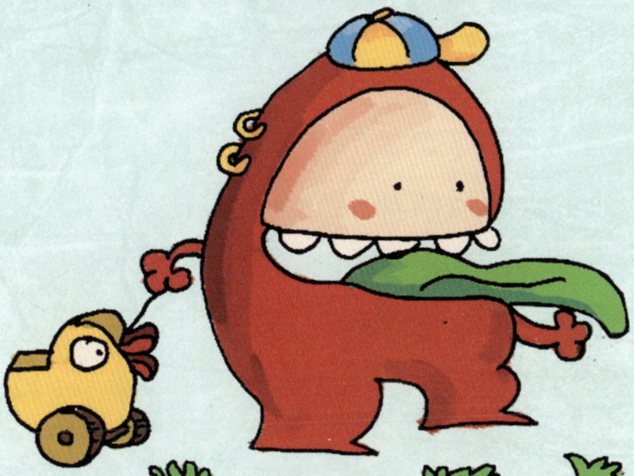

4. 舌头是人体最灵活的肌肉之一。它能帮助人们发音，如翘舌音等发音都是通过舌头来完成的。

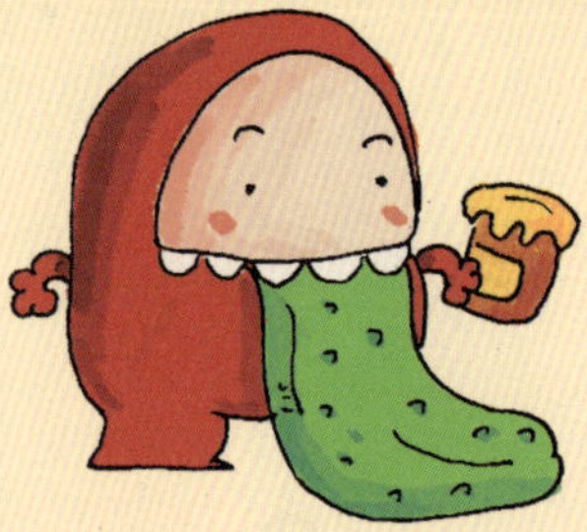

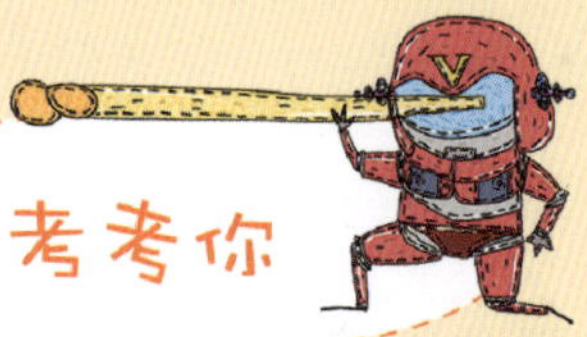

我来考考你

1. 舌上的小红点是什么？

2. 人体最柔韧的部位是哪里？

3. 舌上味蕾的数量有多少个？

4. 辣味属于味觉吗？

5. 味蕾有什么作用？

6. 舌能进行哪些活动？请举例说明。

大脑银行ATM机

舌头也要洗洗澡

几乎每个人都会注重清洁牙齿，而舌头的清洁却很少有人关注。事实上，舌头表面有很多小突起，高低不平，是病菌藏匿的温床。如果不注意定期清理，舌头表面的细菌就会危害牙齿，引发口臭，严重时会诱发疾病。因此，每天给舌头洗洗澡是很有必要的。

食物切割器——牙齿

超级小档案

成年人的牙齿：28~32颗。
人体内最坚硬的器官：牙齿。

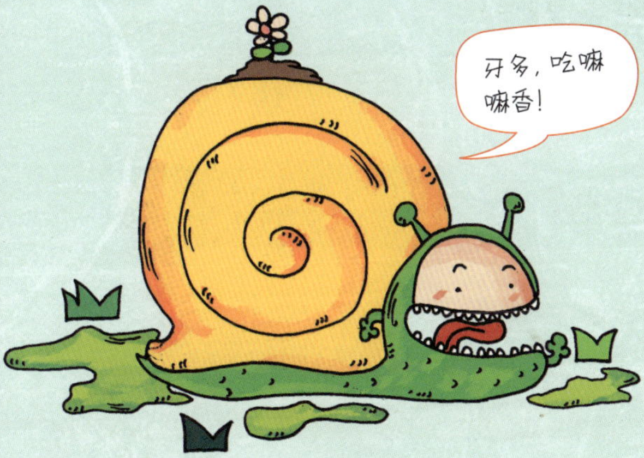

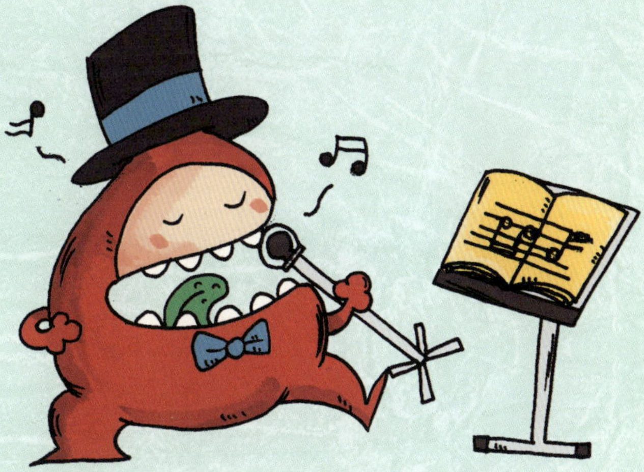

2. 除了能咀嚼食物、帮助消化外，牙齿还能协助发音。如果没有牙齿，说话、唱歌就会模糊不清。

1. 行动笨拙的蜗牛是牙齿数量最多的世界纪录保持者。

3. 没有一种动物的牙齿是黑色的，因为牙本质没有黑色。

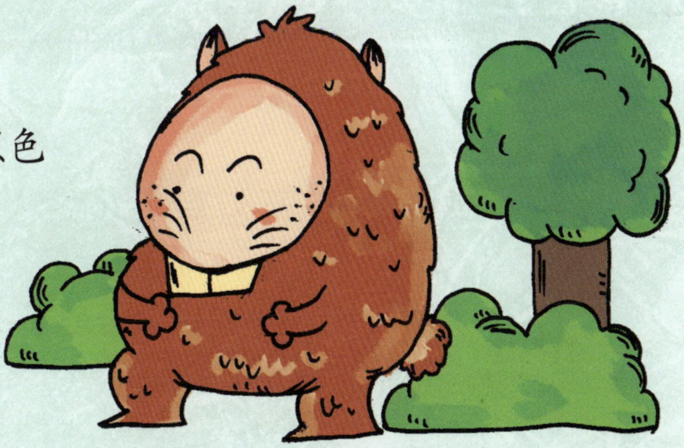

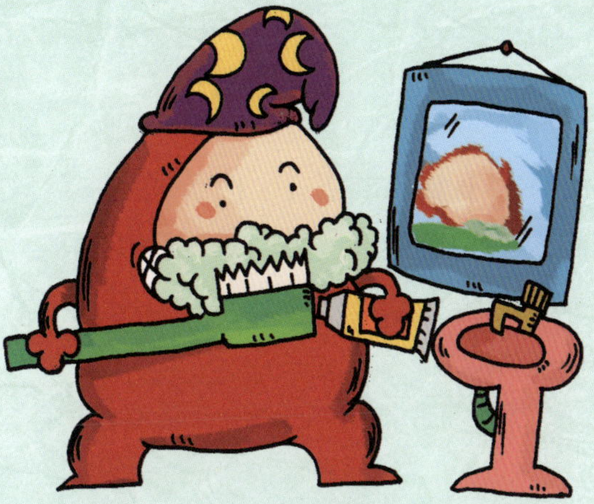

4. 爱吃糖又不经常刷牙的小朋友容易患龋齿，所以养成良好的口腔卫生习惯很重要。

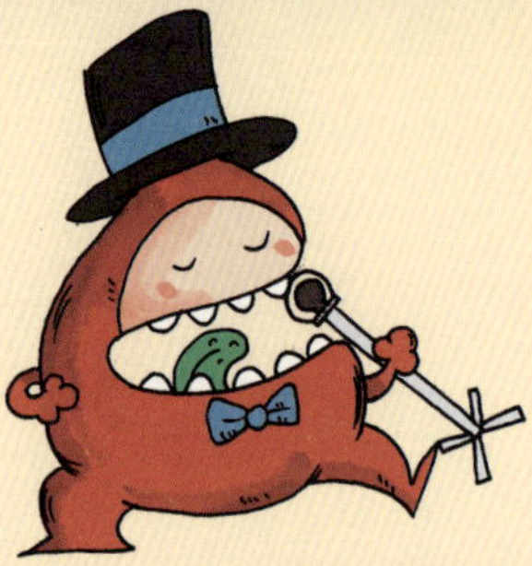

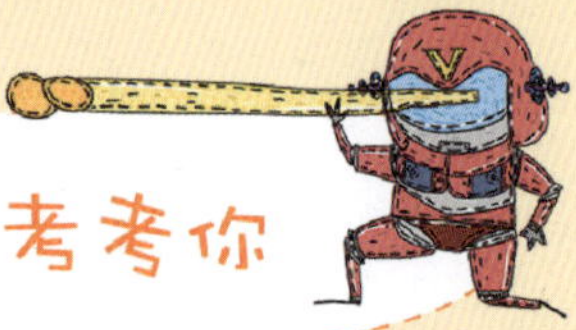

我来考考你

1. 为什么牙齿不是黑色的？

2. 人体内最坚硬的器官是什么器官？

3. 牙齿最多的动物是什么动物？

4. 牙齿的作用有哪些？

5. 为什么要养成良好的口腔卫生习惯？

6. 成年人的牙齿有多少颗？

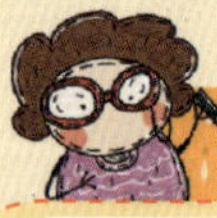

大脑银行ATM机

具有不同功能的牙齿

牙齿的形状不同，有的尖，有的扁，而且都有自己的名字。位于最前面的上、下两排扁扁的牙齿叫做门牙。它们属于切牙，负责切割进入口中的食物。门牙旁边尖尖的牙齿是犬牙。它们属于尖牙，负责撕碎食物。牙床尽头的大牙是大臼齿，负责把食物嚼烂、磨碎。

多功能的消毒液——唾液

超级小档案

人体唾液的酸碱性：碱性。

人每天约产生1.7升唾液。

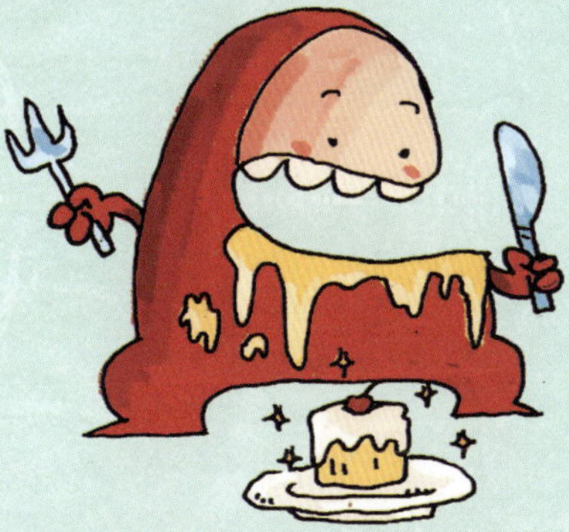

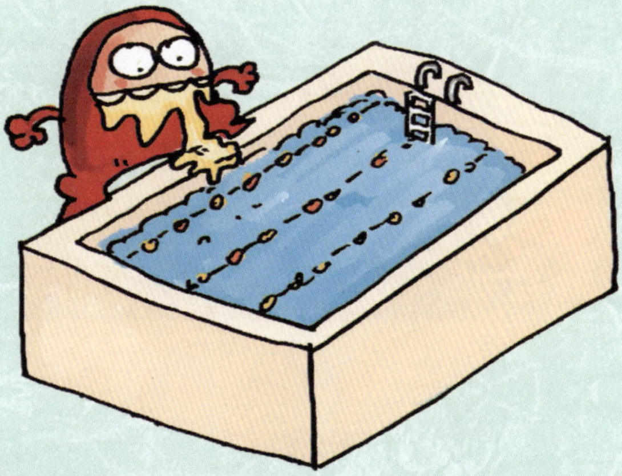

2. 如果把人一生中产生的唾液相加约有47000升。只需44个人一生产生的唾液就能填满一个奥运会的游泳池。

1. 唾液是一种非常有效的润滑剂，配合坚硬的牙齿使食物变得更柔软、更湿润，更适合人体吸收。

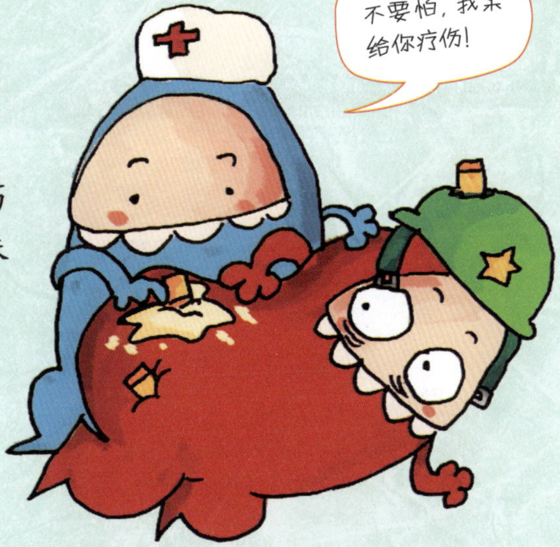

3. 如果受伤了又无药可用时，不妨在伤口上涂上点唾液。唾液中含有一种特殊的物质，能杀菌、消毒、止血。

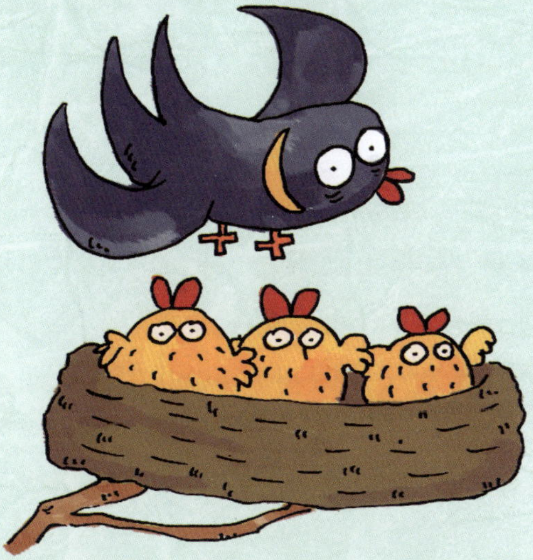

4. 燕子的唾液是强力黏合剂，衔来的泥巴和小树枝经过唾液的充分粘合，造就了一个温暖舒适的小窝，那就是燕子的家。

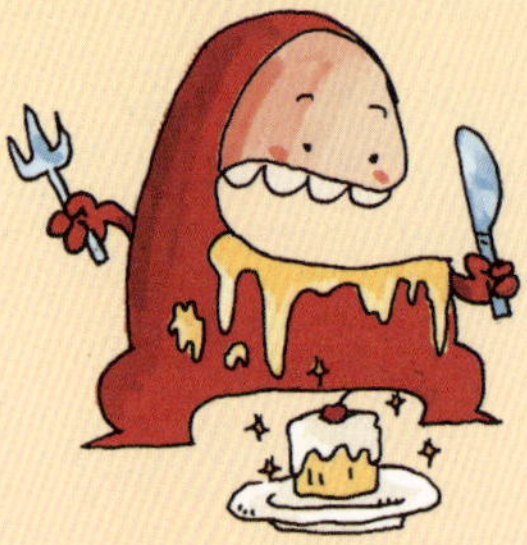

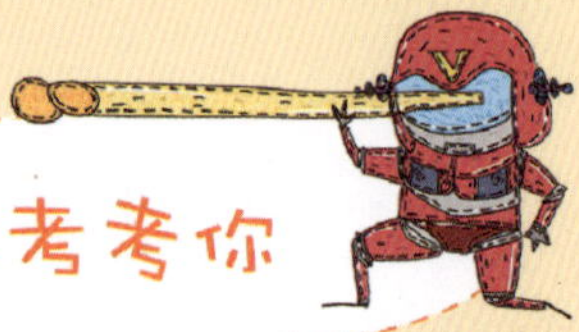

我来考考你

1. 人每天约产生多少唾液？

2. 人体唾液的酸碱性如何？

3. 为什么说唾液是一种润滑剂？

4. 为什么能在伤口上涂唾液？

5. 人一生中能产生多少唾液？

6. 燕子是如何筑窝的？

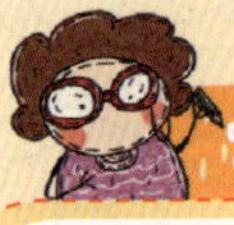

大脑银行ATM机

唾液是一种调味剂

当看到美食时，人们会不自觉地流口水。这是因为大脑对美食的记忆引起唾液腺分泌唾液。当美食进入口中，唾液能刺激舌头上的味蕾，辨别味道，中和或稀释味道太重的食物，从而可以使人们享受到食物的美味。而且，唾液中的淀粉酶能将淀粉分解为麦芽糖，所以当我们吃馒头时会觉得馒头越嚼越甜。

身体的软猬甲——皮肤

超级小档案

人体最厚的皮肤：足底部的皮肤。

人体最薄的皮肤：眼皮上的皮肤。

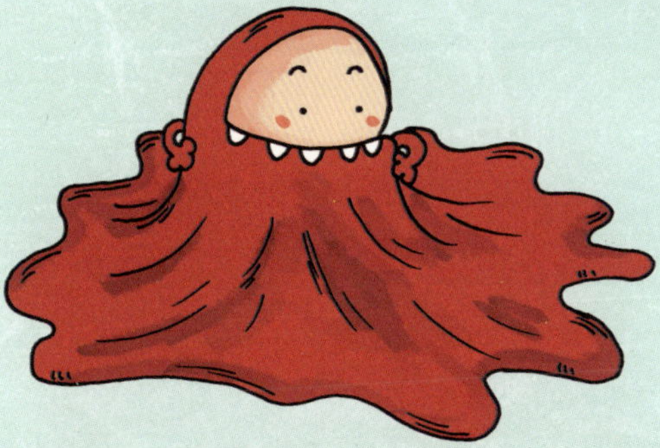

1. 皮肤是人体面积最大的器官。一个成年人的皮肤表面积约有2平方米。

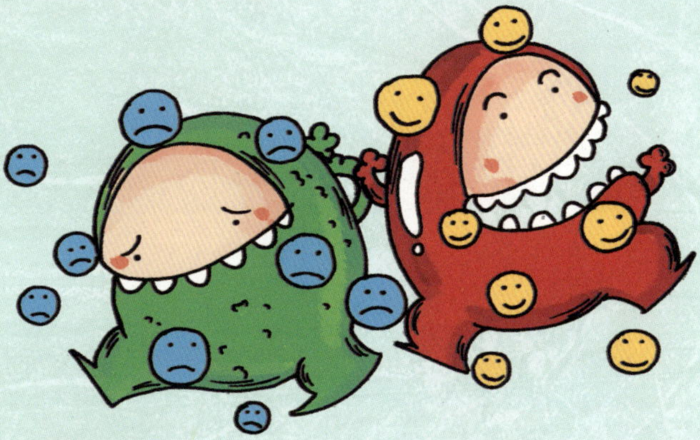

2. 皮肤与人的心理密切相关，很多心理状态都会在皮肤上显现出来。保持良好的心态及愉悦的心情，皮肤也就会变得越来越健康。

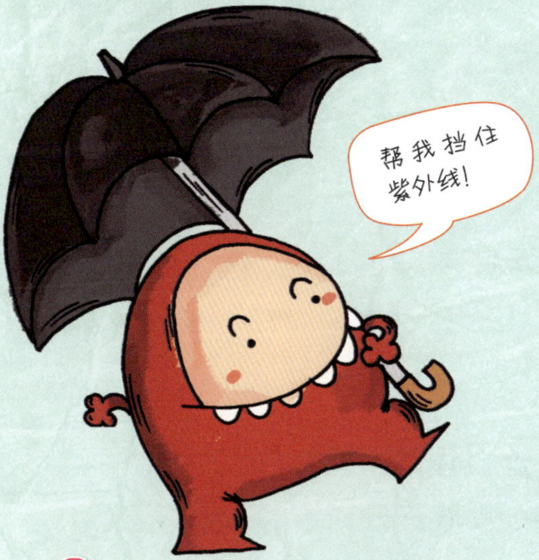

3. 黑色素是阻挡紫外线侵袭的“皮肤卫士”。黑色素越多，颗粒越大，皮肤也就越黑。

4. 人的指纹是独一无二的，而且一生都不会改变。地球上所有的生物中，只有人类和猿猴才具有指纹。

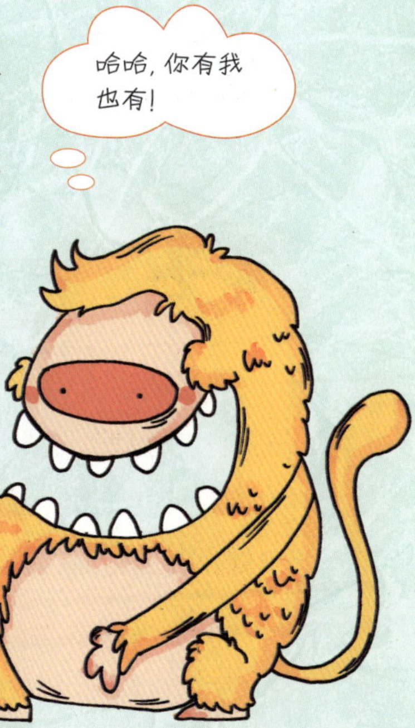

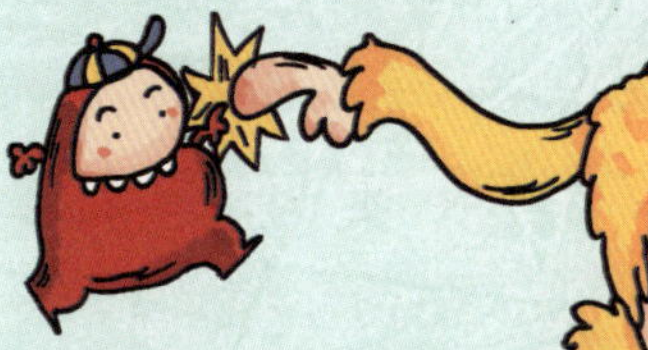

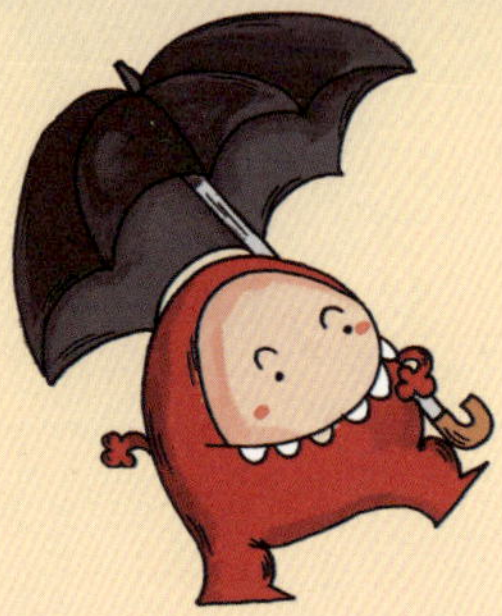

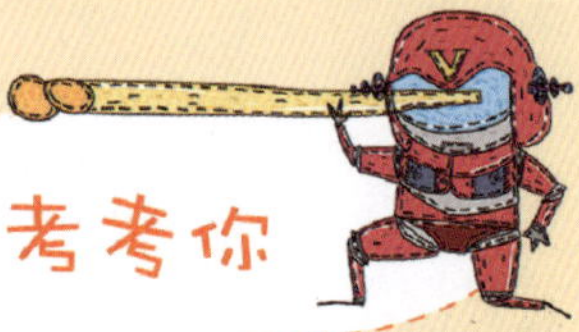

我来考考你

1. 人体内最厚的皮肤位于哪里？

2. 人体面积最大的器官是什么？

3. 皮肤和人的心理有关系吗？

4. 人的指纹会随着年龄的增长而不断变化吗？

5. 成年人的皮肤表面积约是多少？

6. 大象、长颈鹿有指纹吗？

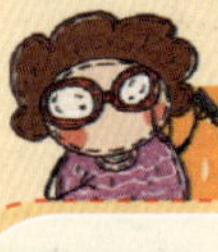

大脑银行ATM机

脸皮究竟有多厚

皮肤分为表皮、真皮、皮下组织三层。在身体的不同部位，皮肤的厚度是不同的，大致为1～4毫米。通常，脚底的皮肤最厚，而最薄的是眼皮处的皮肤。脸部皮肤的厚度只有1～2毫米。

皮肤上的排水管——汗腺

超级小档案

人体汗腺最多的部位：手掌、足底部。

人体的正常体温（口腔）：36.3℃~37.2℃。

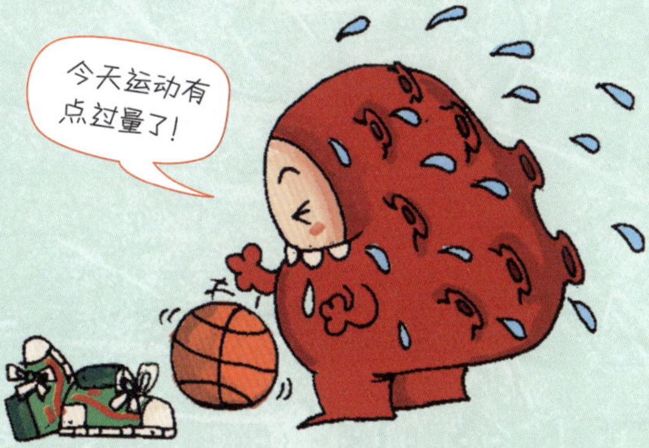

1. 人背部的小汗腺的数量最少。如果你汗流浃背了，说明剧烈运动的程度高，或进行了过长时间的强体力劳动。

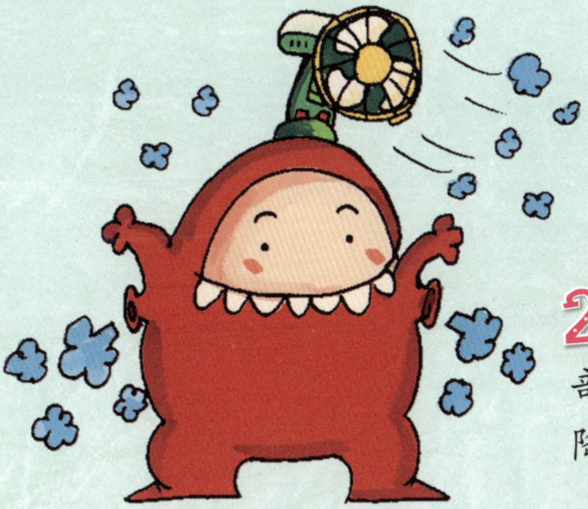

2. 作为皮肤“堡垒”中最大的后勤部门，汗腺承担的重要职责是散热降温、排泄废物。

3. 人体流汗是调节体温的一种手段。感到热了，汗腺打开，随着出汗将热量散发。

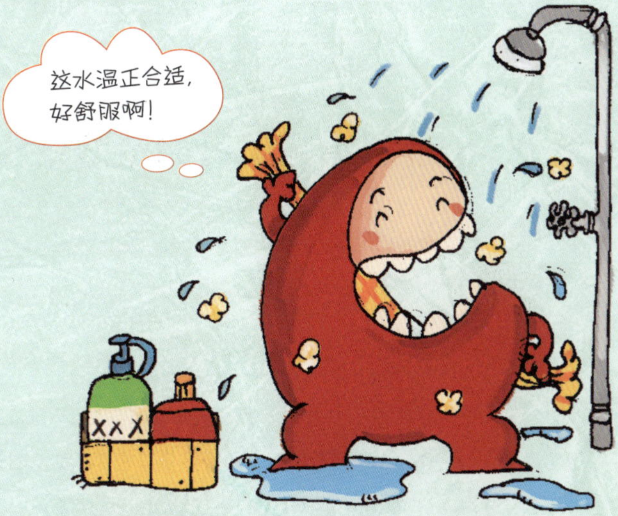

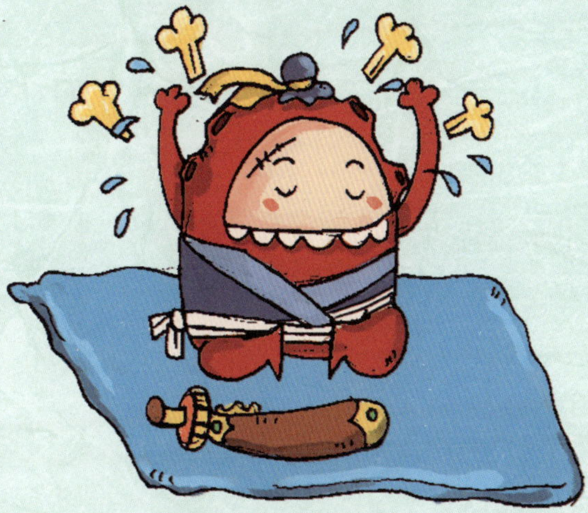

4. 洗澡时最好用温水，因为温水不会刺激汗腺，洗后有凉爽的感觉，而且去污效果更好。

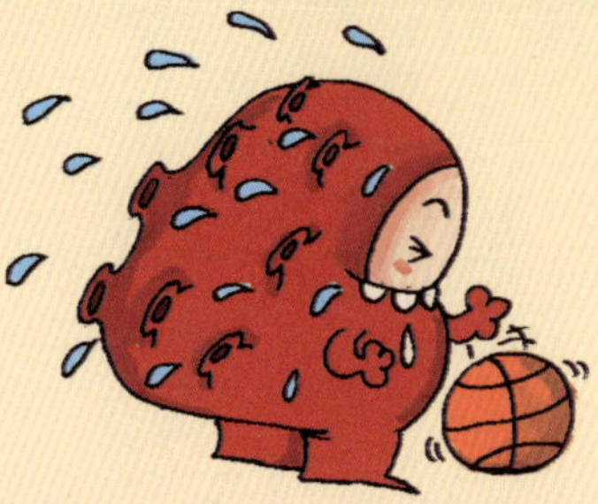

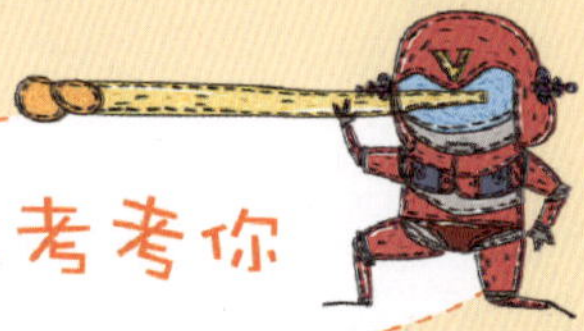

我来考考你

1. 人体内汗腺最多的部位在哪里？

2. 汗腺的作用是什么？

3. 人体内的小汗腺数量，哪个部位最少？

4. 人体的正常体温值（口腔）是多少？

5. 流汗能调节体温吗？

6. 用温水洗澡有哪些好处？

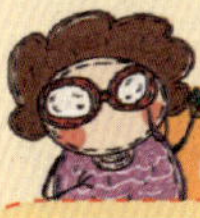

大脑银行ATM机

皮肤“堡垒”的后勤部门——汗腺

就像现代化的城市需要庞大复杂的下水道系统一样，皮肤“堡垒”也需要不停地排出“污水”。汗腺就像是人的排污管道，帮助皮肤排污，同时也起到散热降温的作用。

皮肤外的毛衣——汗毛

超级小档案

每平方厘米的皮肤：约包含10根汗毛。
汗毛掉得最多的时候：剧烈运动时。

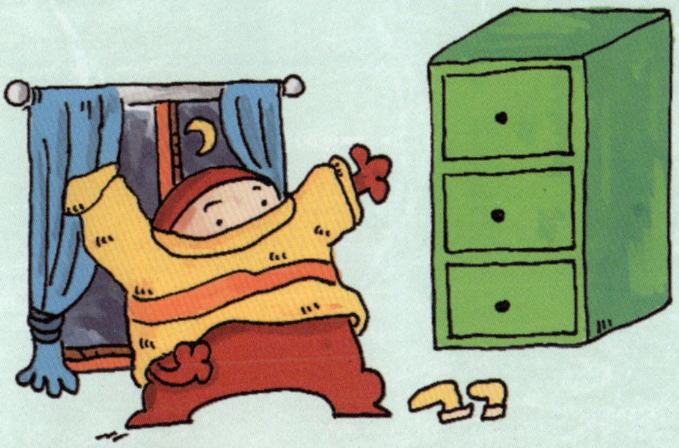

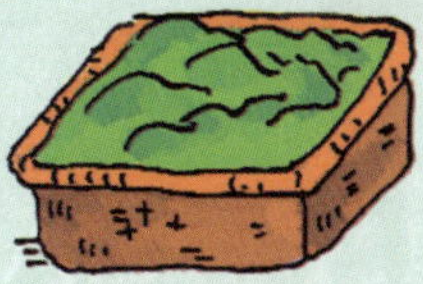

1. 天寒地冻时，汗毛会竖起来，这是为了维持在皮肤附近的一层暖空气。

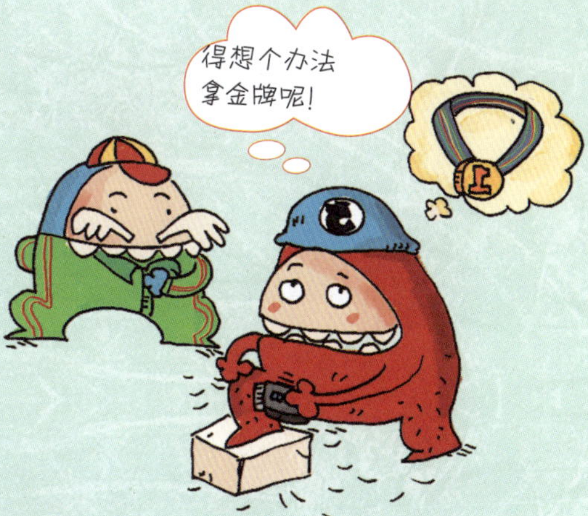

2. 有些游泳运动员会在比赛前剃光汗毛，据说这样在水中的游泳速度可以提高2%。

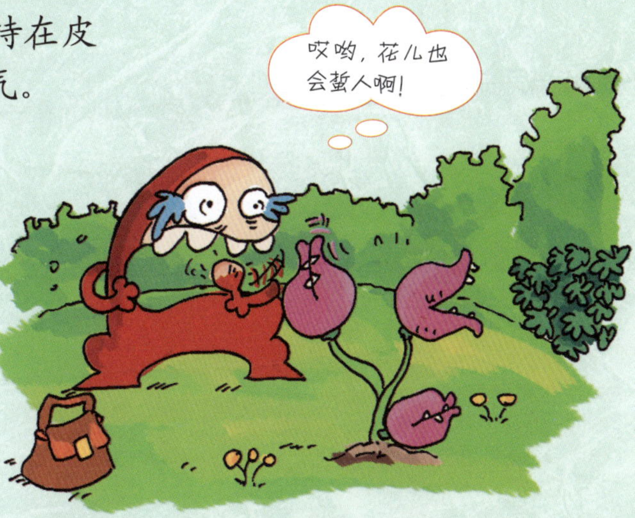

3. 植物也有汗毛。蝎子草的叶片和嫩茎上有蜇毛，如果你不小心触碰到它，就会像被虫咬了一样疼。

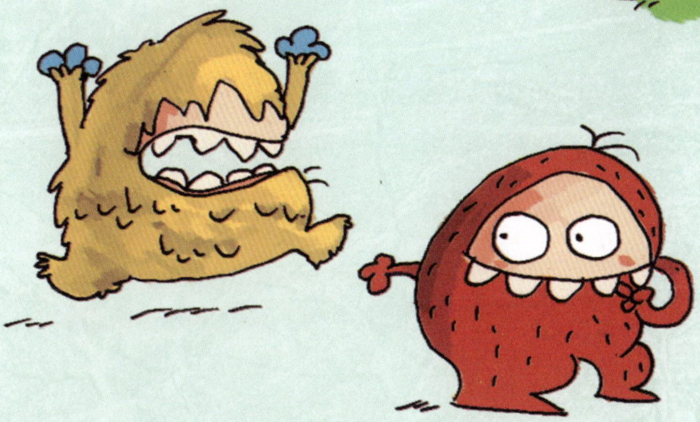

4. 每个人的汗毛长短是不一样的。通常欧洲人的汗毛比亚洲人的浓密，男性的汗毛比女性的长。

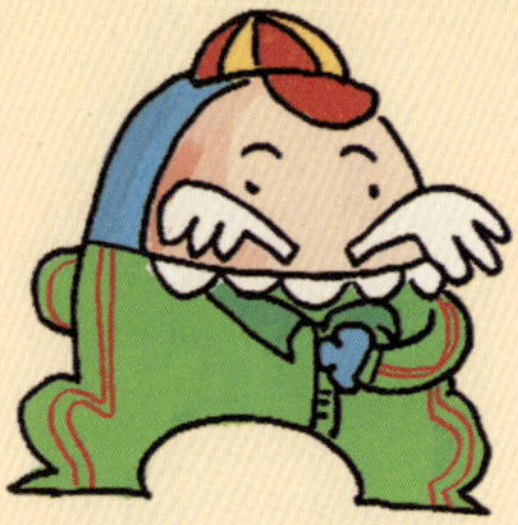

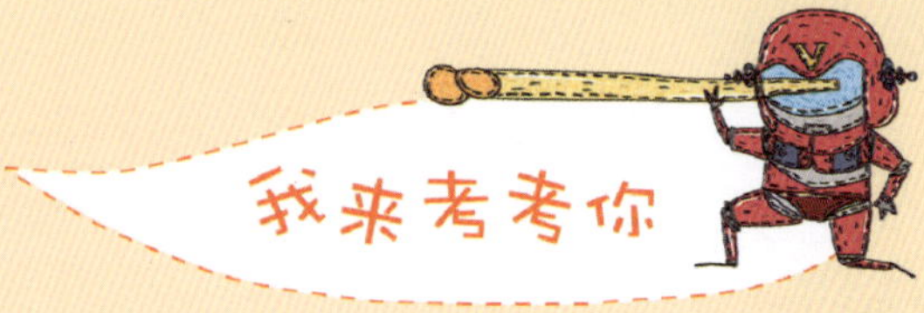

1. 每平方厘米的皮肤大约包含多少根汗毛？

2. 什么时候汗毛掉得最多？

3. 游泳运动员在比赛前剃光汗毛有什么作用？

4. 在寒冷的环境中，汗毛为什么会竖起来？

5. 植物有汗毛吗？

6. 欧洲人的汗毛比亚洲人的稀疏吗？

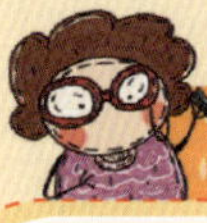

大脑银行ATM机

汗毛是怎么竖起来的

人们的皮肤上有许多毛孔，表皮下面的毛孔周围布满了立毛肌。当人们觉得冷或害怕的时候，立毛肌就会收缩、突起，汗毛就立起来了。而且，立毛肌使皮肤表面出现类似于小米粒的疙瘩，看上去像鸡皮一样，这就是人们常说的“鸡皮疙瘩”。

皮肤上的污水——汗

超级小档案

人体的皮肤上约有500多万个汗腺。

汗的味道：咸味。

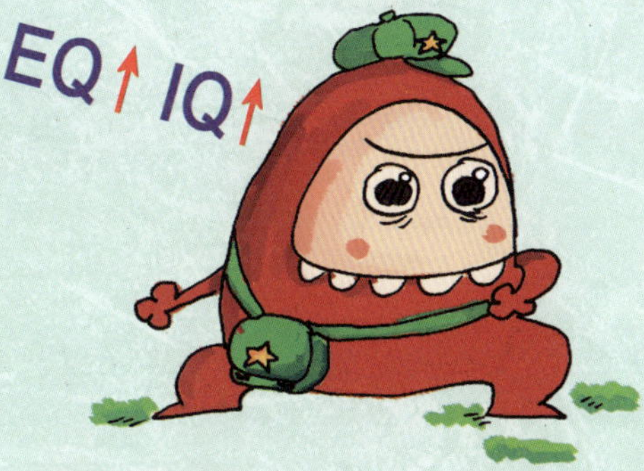

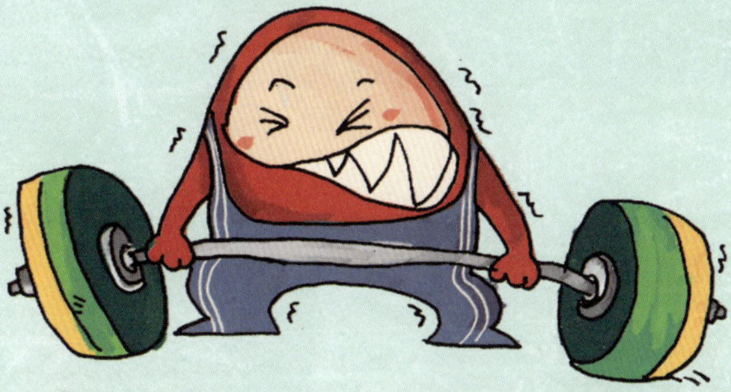

1. 举重运动员在举重时会搓镁粉，因为镁粉能吸汗，这样手握杠铃时就不会打滑了。

2. 运动时会多出汗，那是人体在自动调节体温呢！而且，运动时流汗还会使记忆力、专注力得到大幅度提升哦。

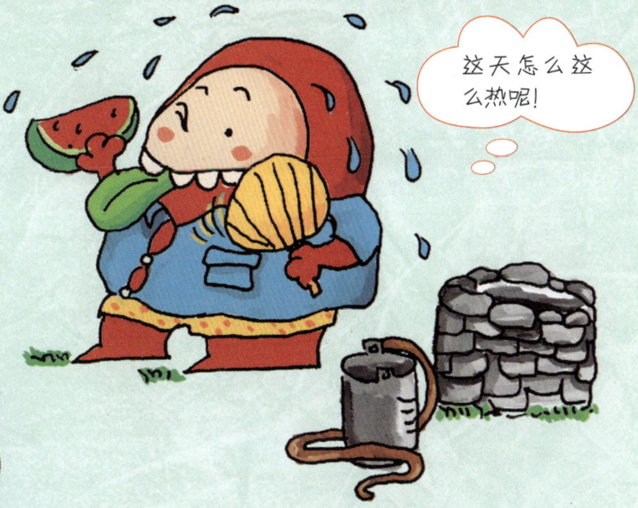

3. 身体肥胖的人较易流汗，因为他们体内的脂肪比较多，身体热量不易散发。

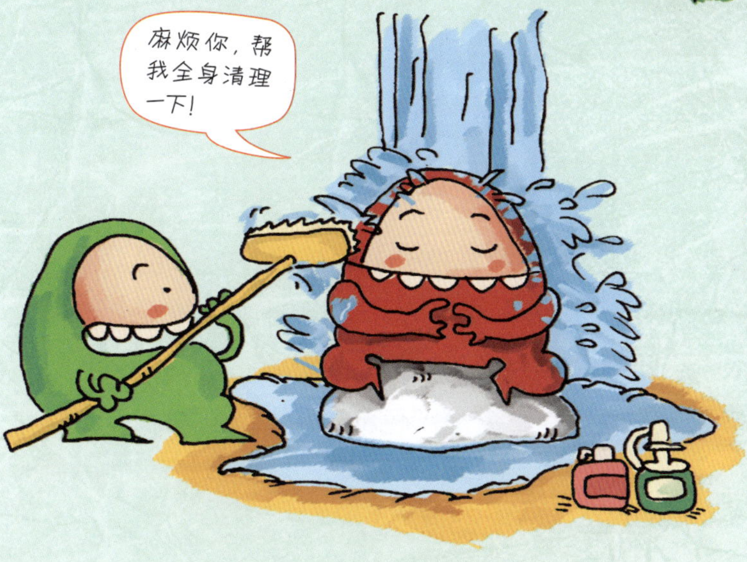

4. 人体最有效的排污方式之一就是出汗，出汗可以给身体做一次“大扫除”。

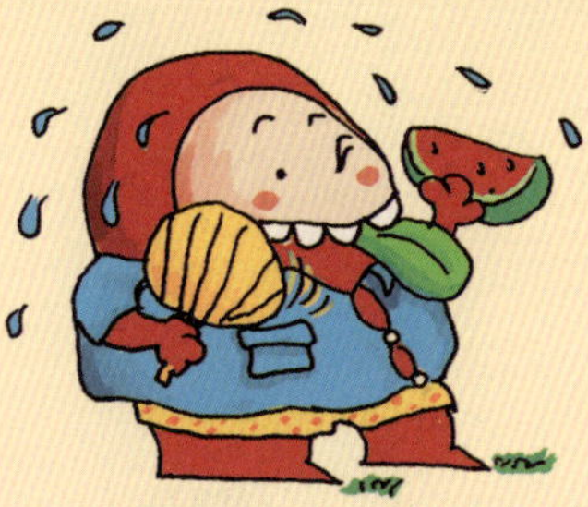

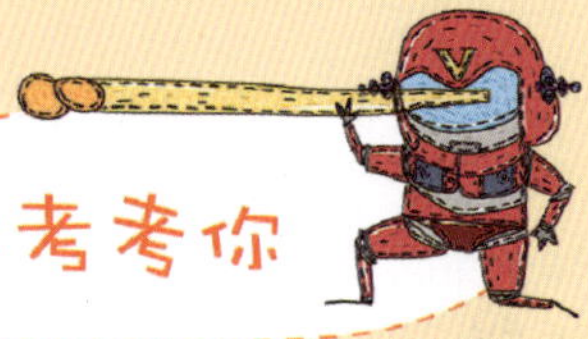

我来考考你

1. 人体的皮肤上约有多少个汗腺?

2. 身体肥胖的人为什么较易流汗?

3. 人体最有效的排毒方式是什么?

4. 运动流汗的好处是什么?

5. 举重运动员举重时会做什么事?

6. 汗的味道是怎样的?

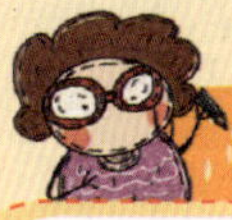

大脑银行ATM机

汗的颜色

一般人的汗是无色的，也可以略带淡黄色，这是正常人的汗色。不过，不同的人，汗色也各不相同。例如，炼钢工人汗中含铜盐量较高，呈淡蓝色。人服用了氯化钾后，汗液会呈红色。吃蛋黄、胡萝卜过量，汗液呈深黄色。服用某些药物或接触染料，也会分泌色汗。

会跳舞的毛发——头发

超级小档案

每个人平均有10万根头发。如果一直不理发，头发每3年长50厘米。

一般头发的直径约为： 0.08毫米。

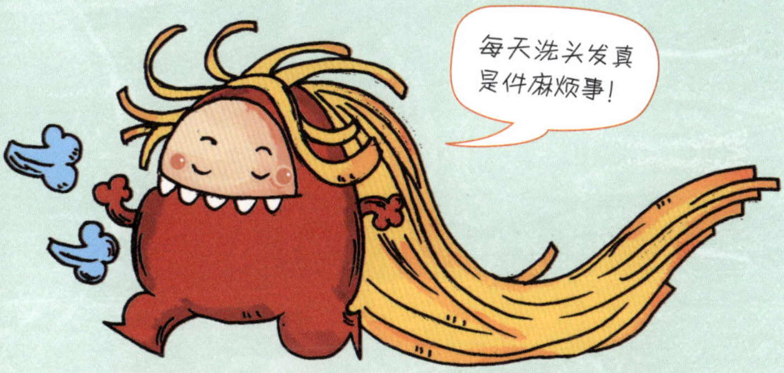

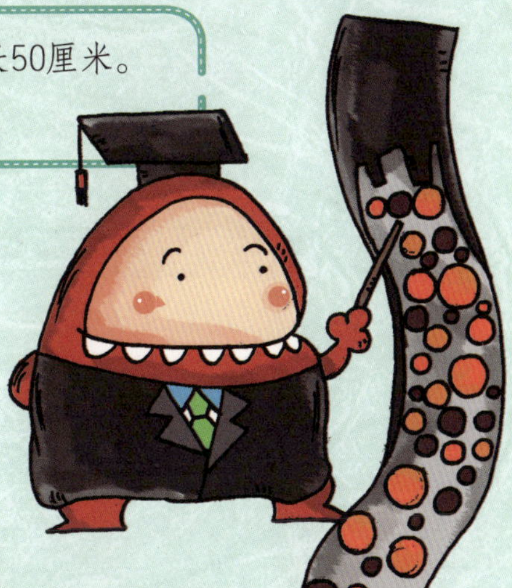

1. 《世界吉尼斯纪录》记载，印度少女尼兰什是世界上青少年中头发最长的人，她从6岁就开始留头发，现在头发长170.5厘米了。

2. 黄种人因为头发的色素颗粒中含有铜、钴和铁，所以头发呈黑褐色。

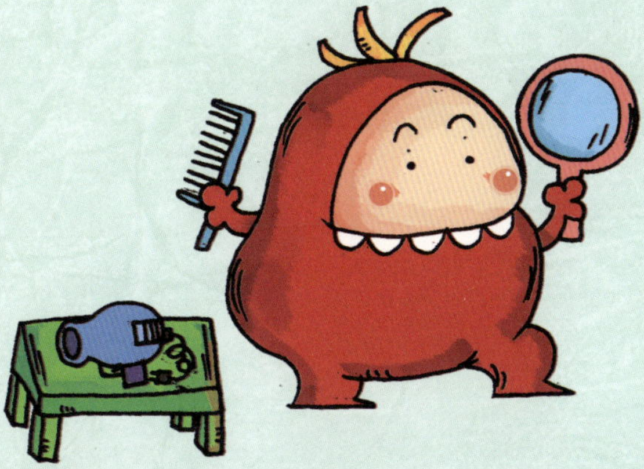

3. 因为头发里没有神经纤维，所以人们在剪头发的时候不会感觉到疼痛，但拔头发时，会牵动到头皮的神经，所以拔头发就会非常痛。

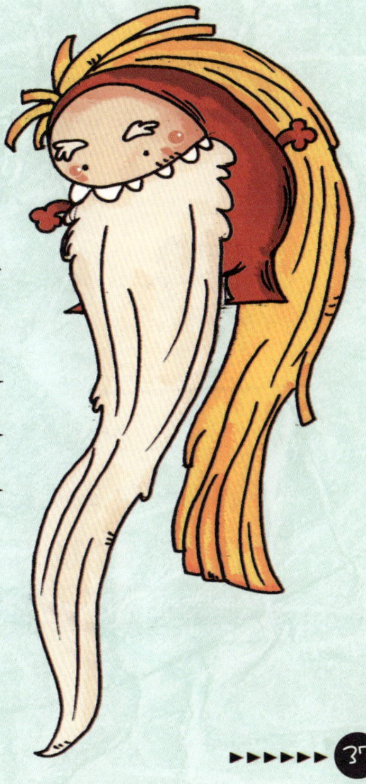

4. 头发和胡须的生命力最旺盛，会不断生长；眉毛和睫毛的寿命比较短，生长速度比较慢。

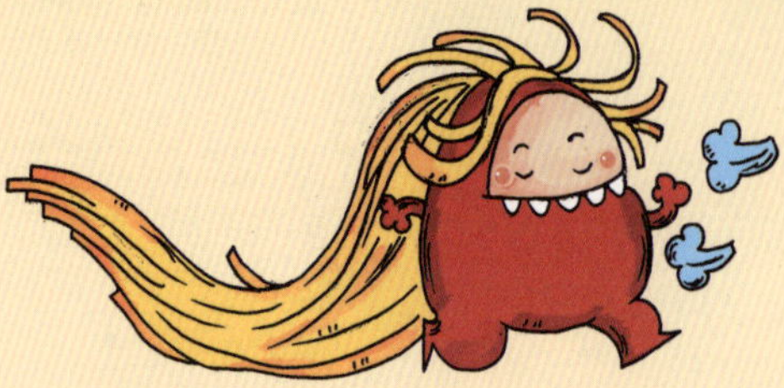

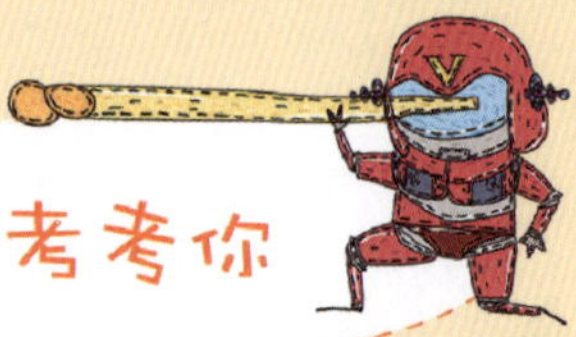

我来考考你

1. 一般头发的直径是多少？
2. 每个人平均有多少根头发呢？
3. 如果一直不理发，头发会一直生长吗？
4. 眉毛的生长速度快于头发的生长速度吗？
5. 剪头发和拔头发都会感到痛吗？
6. 黄种人的头发含有哪些金属元素？

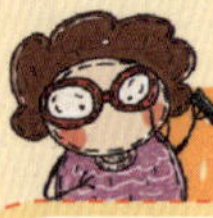

大脑银行ATM机

护发

头发有一定的寿命，长到一定程度，它就会老死脱落下来。这是一种自然脱落现象。用脑过度、长时间心情低落、忧心忡忡、不注意个人卫生、不经常洗头也会导致脱发，但是这种脱发就不正常了。所以小朋友们要注意个人卫生，经常洗头，并做一个快乐的人！

不起眼的小盾牌——指甲

超级小档案

指甲生长速度最快的时期：6~20岁。

男生的指甲比女生的长得快。

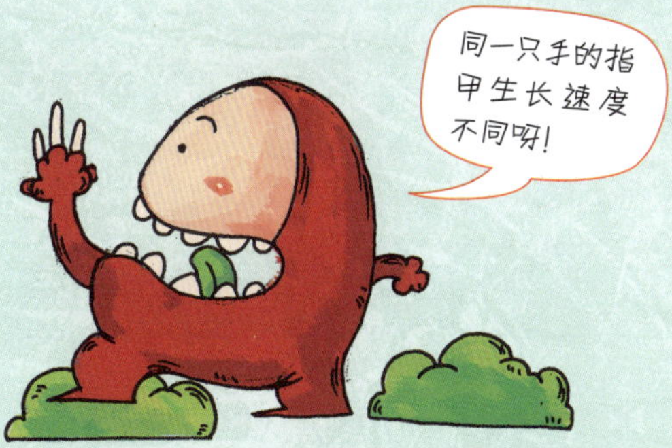

1. 指甲在白天比在晚上长得快，习惯用右手的人，右手指甲比左手的长得快。

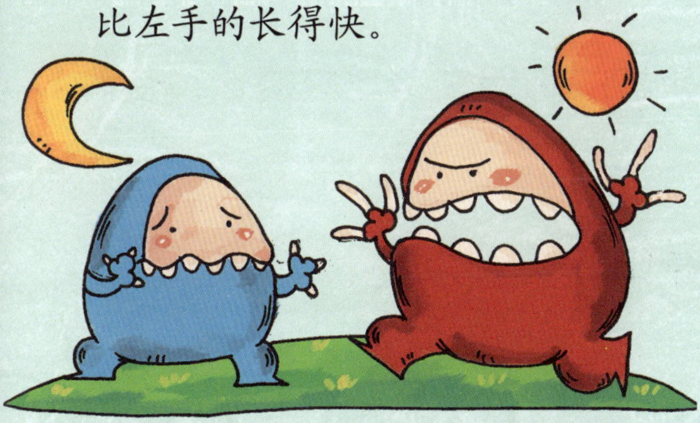

2. 同一只手上不同手指的指甲生长速度也不相同，食指、中指和无名指的指甲比大拇指和小拇指的长得快。

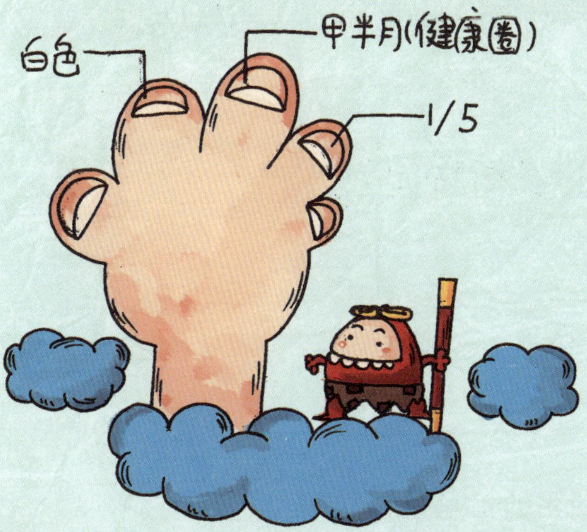

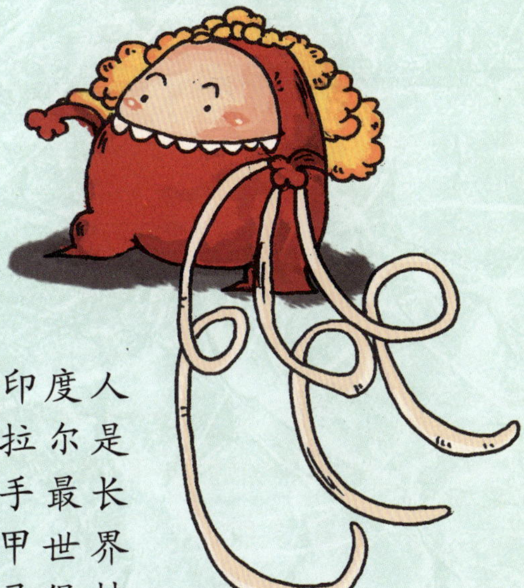

3. 甲半月越多代表身体越健康，这种说法是不科学的。随着年龄的增长，人体的新陈代谢会减弱，甲半月也会逐渐减少，甚至会消失。

4. 印度人奇拉尔是单手最长指甲世界纪录保持者。他从1952年开始留指甲，2018年剪掉，足足留了66年，指甲长达9米多。

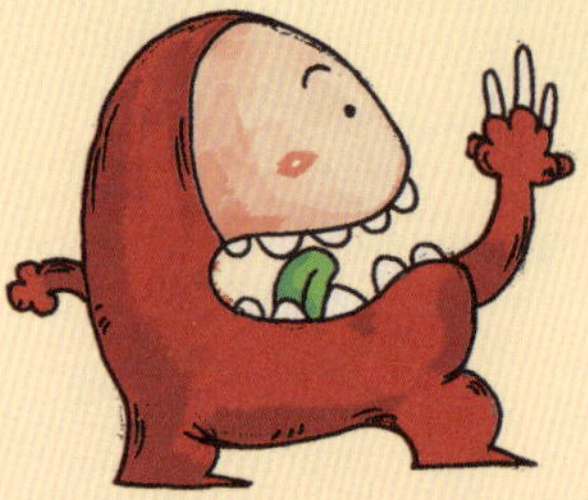

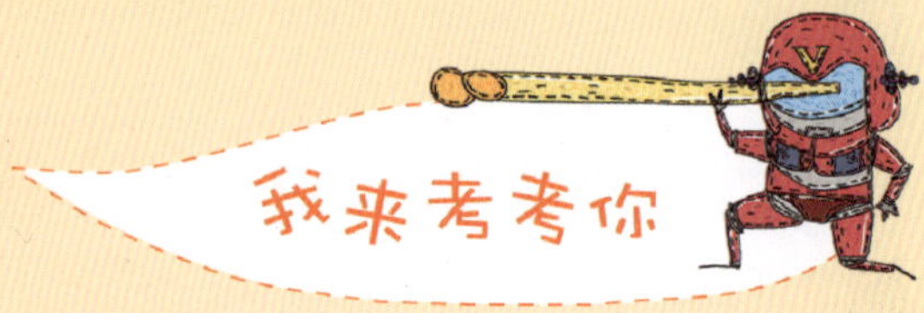

1. 指甲生长速度最快的时期是几岁到几岁呢？

2. 指甲生长的速度，白天与晚上相比，何时快？

3. 同一只手上，哪两根手指的指甲长得比较慢？

4. 甲半月越多身体越健康吗？

5. 世界上指甲最长的人是谁？

6. 男孩子的指甲比女孩子的长得快吗？

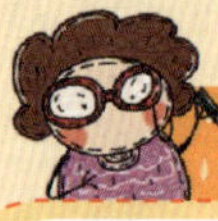

大脑银行ATM机

造福人类的小发明

人们的指甲需要经常修剪，修剪指甲的工具是指甲钳。小小的指甲钳看似简单，却是一项造福人类的伟大发明。它是20世纪30年代由美国人沃斯·福柯世基尔发明的。沃斯原先在骑兵团钉马掌，后来改行开洗脚房从事修脚工作。他结合自己钉马掌的经验，发明指甲钳，并申请了专利。

勤奋工作的血泵——心脏

超级小档案

心脏的结构：左心房、左心室、右心房和右心室。

心脏每天跳动：约10万次。　**每个人心脏的大小：**自己的拳头大小。

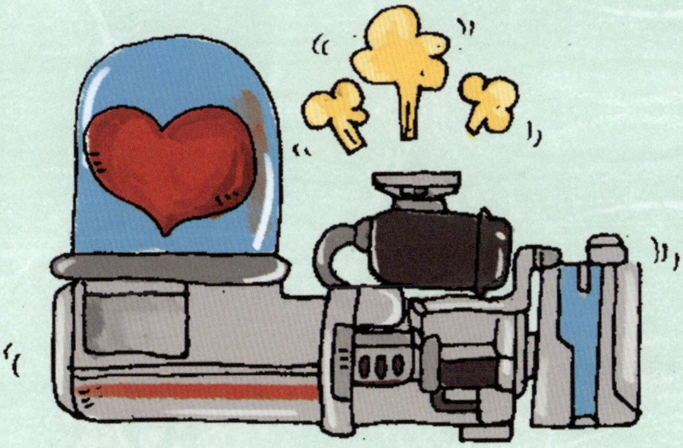

1. 人的心脏是一个不知疲倦的动力泵，只要生命不息，它就跳动不止。

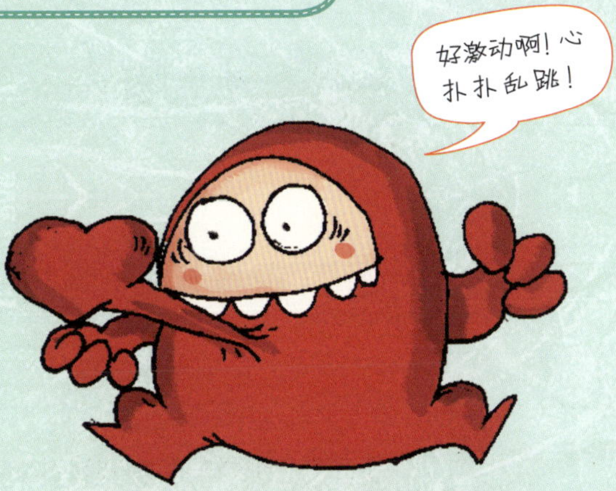

2. 心脏的外形像个大桃子。

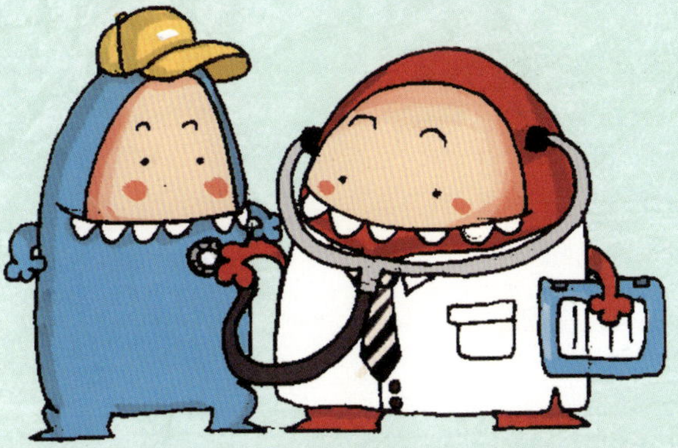

3. 想听听心脏跳动的声音吗？那就把耳朵贴近同伴的心脏位置，静静地感受心脏的声音和节奏吧。

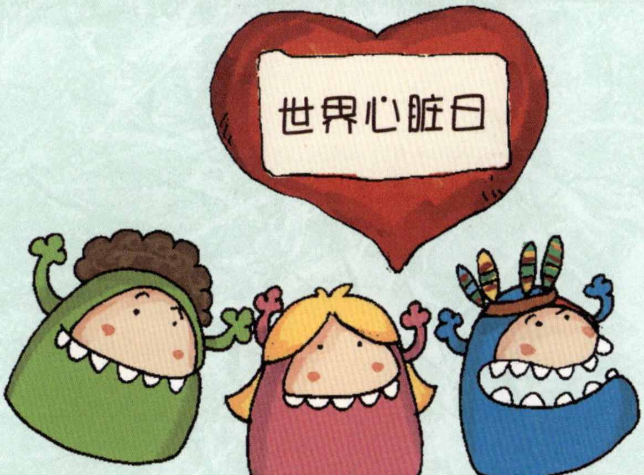

4. 世界心脏基金会规定，自2000年起每年9月的最后一个星期天为“世界心脏日”，以此呼吁全球人们重视心血管疾病对人类的危害。

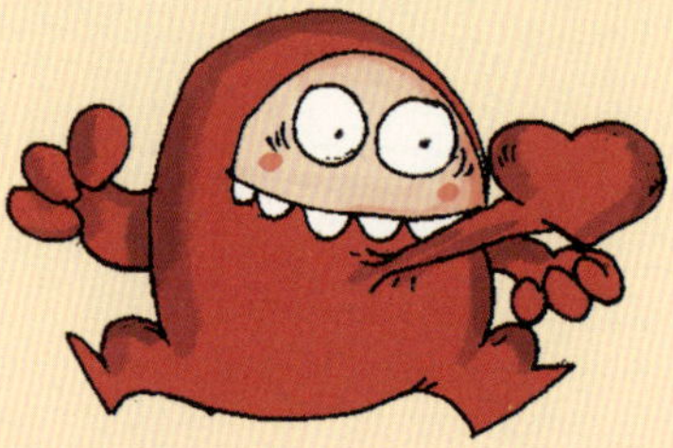

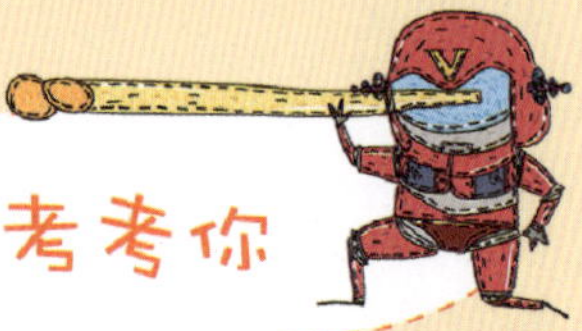

我来考考你

1. 心脏包含哪四个腔？

2. 心脏的外形像什么？

3. 如何知道自己心脏的大小呢？

4. 人的心脏不知疲倦吗？

5. 如何倾听心脏的声音？

6. 世界心脏日定于每年的哪一天？

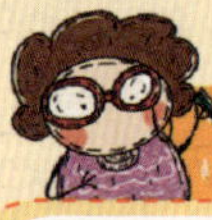

大脑银行ATM机

勤奋工作的心脏

心脏是全身最勤奋的器官，不受大脑的控制。在人的一生中，它从不间断地跳动，就算人们在睡觉休息时它依旧在勤奋地工作。

从心脏发出的血管——动脉

超级小档案

人体内含尿素最多的血液：入球小动脉中的血液。

动脉硬化的危害：动脉管壁增厚，严重时导致心肌梗死、心力衰竭、猝死。

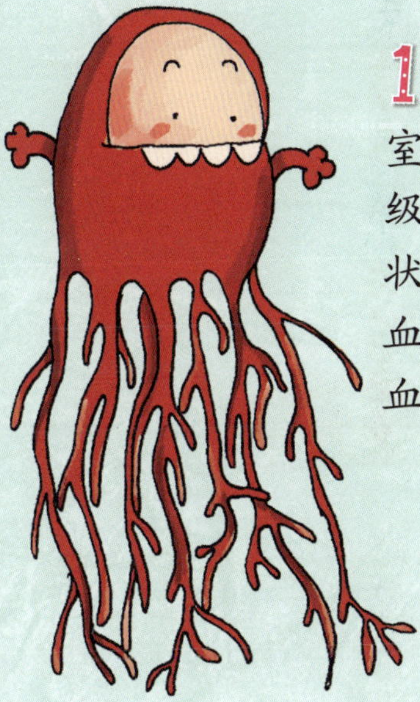

1. 动脉开始于心室，由大到小，逐级分支，如树枝状遍布全身，将血液输送至毛细血管。

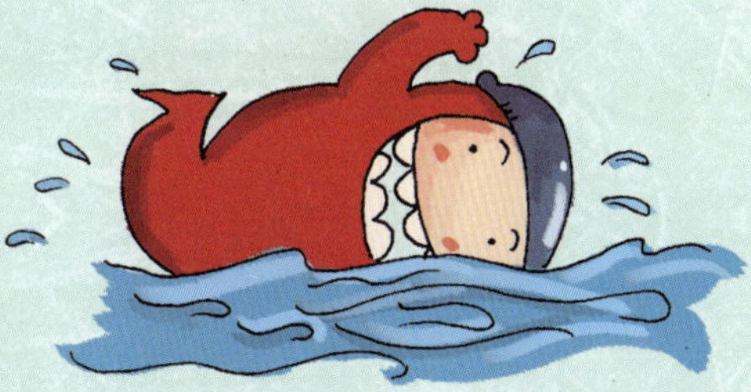

2. 动脉的管径大小和管壁薄厚相差很大，但结构上都是分为内膜、中膜和外膜三大部分。

3. 人体有三处最危险的动脉硬化区：心脏动脉硬化、脑组织的动脉硬化和颈动脉硬化。

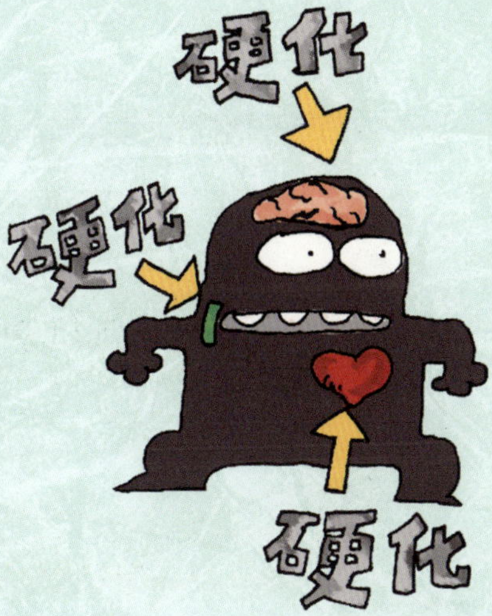

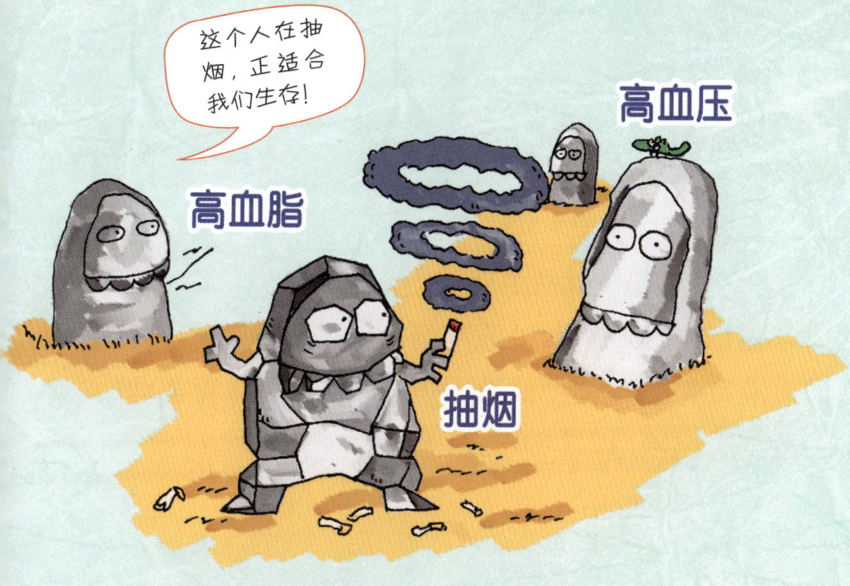

4. 高血压、高血脂、抽烟是引起动脉硬化的三大危险分子。

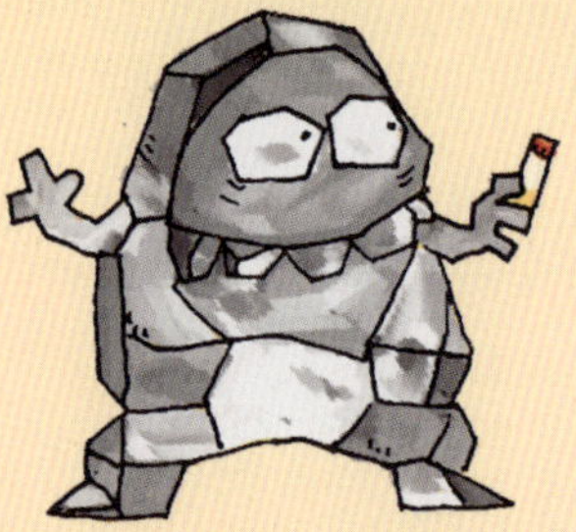

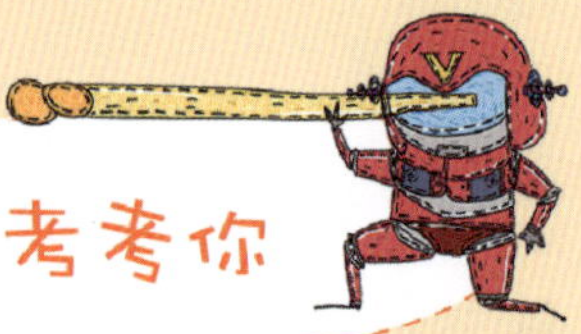

我来考考你

1. 人体内含尿素最多的血液是什么？

2. 动脉开始于哪个器官？

3. 动脉分为哪几个部分？

4. 动脉硬化的危害是什么？

5. 引起动脉硬化的三大危险分子是什么？

6. 人体内有几处最危险的动脉硬化区？

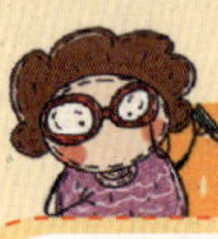

大脑银行ATM机

人体内最大的动脉——弹性动脉

弹性动脉是人体内最大的动脉，包括主动脉、头臂动脉、锁骨下动脉和颈总动脉等，含有丰富的弹性纤维和胶原纤维，但平滑肌的成分较少。心室收缩时射出的血液首先进入弹性动脉，较高的血压使血管被动扩大其容量，暂时贮存一部分血液，以缓冲压力。

把血液送回心脏的血管——静脉

超级小档案

人体最长的浅静脉：大隐窝静脉。

人体最粗大的静脉：下腔静脉。

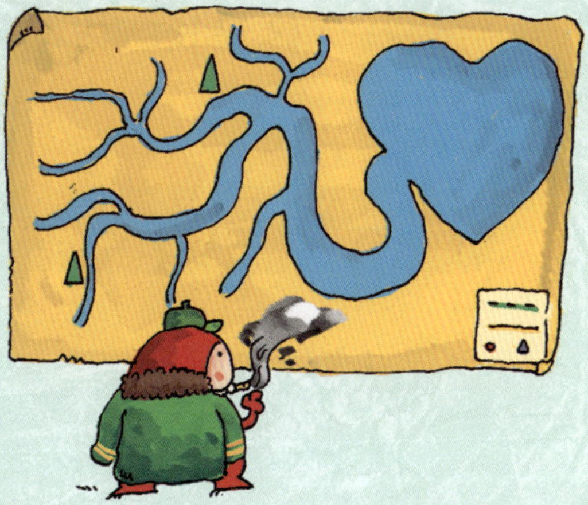

1. 输液时，一般都会将药液直接注射到静脉中。这是因为静脉的血压低，又比较细，对心脏及人体的刺激较小。

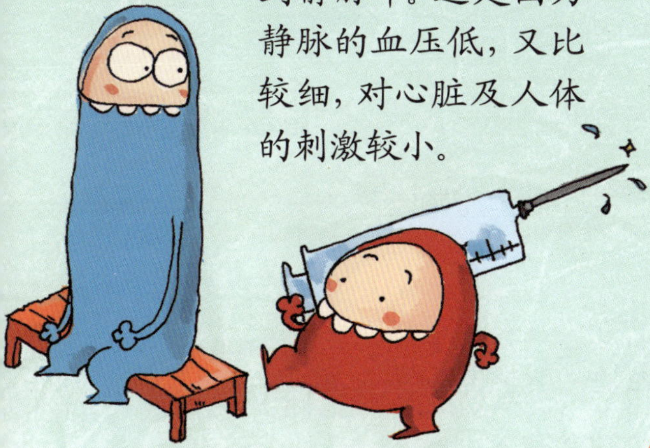

2. 静脉开始于毛细血管，逐渐汇合成中静脉、大静脉，最后把血液送回心脏。

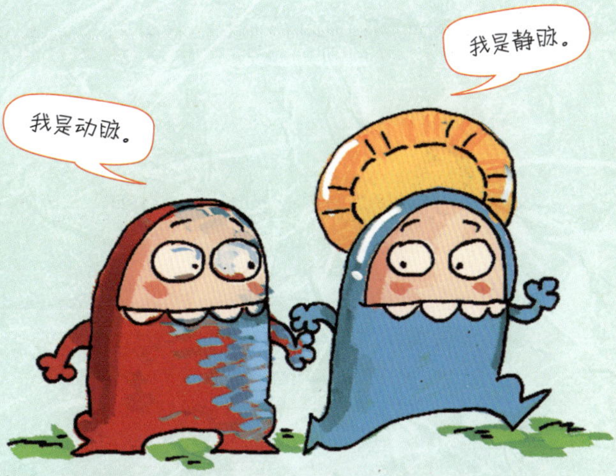

3. 静脉血回流主要靠血管内的压力差。

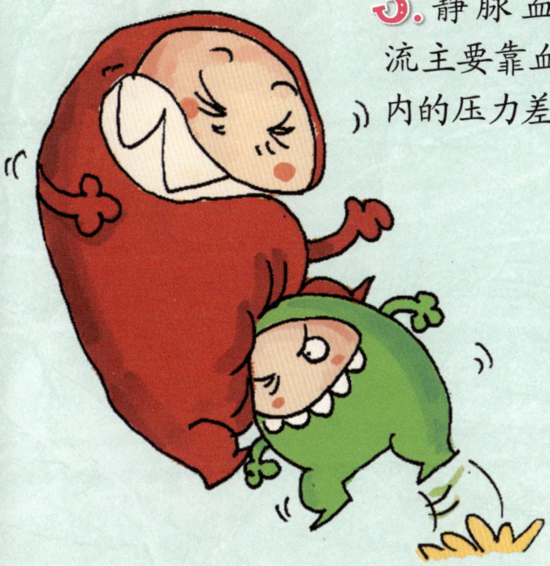

4. 静脉血是深红色的，但肉眼看到的表皮下的静脉是蓝色的。那是因为血管的颜色是暗黑色的，比周围组织的颜色深。所以，看上去是蓝色的。

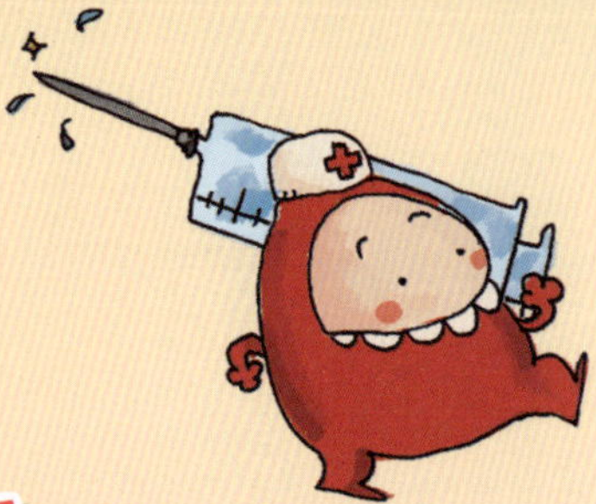

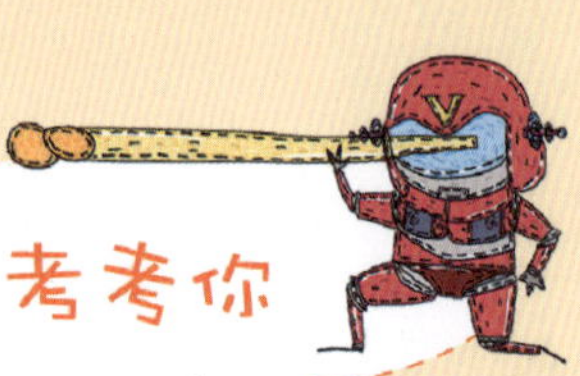

我来考考你

1. 人体最长的浅静脉是什么？

2. 人体最粗大的静脉是什么？

3. 静脉开始于哪里？

4. 护士输液时，一般注射的部位在哪里？

5. 静脉血回流主要靠什么？

6. 静脉血是什么颜色的？

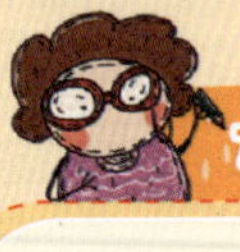

大脑银行ATM机

人有多少条血管

血管包括动脉血管、静脉血管和毛细血管。成年人的血管总共有1000多亿条。如果把体内所有的动脉、毛细血管和静脉首尾相连，几乎有10万千米长，而地球的赤道大约为4万千米，也就是说，人体血管连接起来的长度足以绕地球赤道两周半。

奔腾的生命之水——血液

超级小档案

血液循环系统：心脏、血液和血管。

血液中的成分：红细胞、白细胞、血小板和血浆。

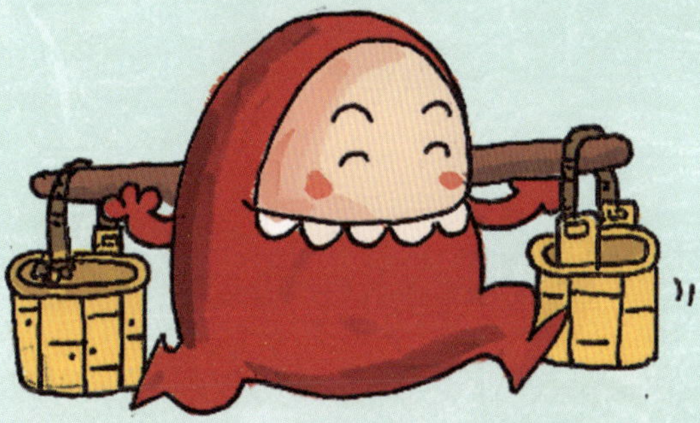

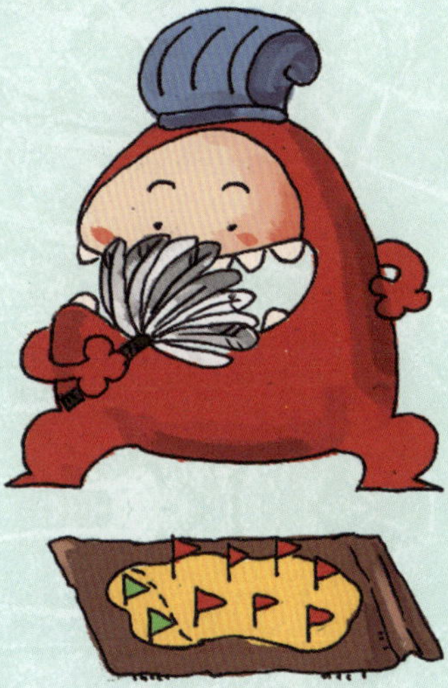

1. 心脏不停地跳动，把血液输送到全身各处，养分和氧气也随之被运送到身体的各个部分。

2. 血液中数量最多的血细胞是携带氧气的红细胞，有数百亿个之多。

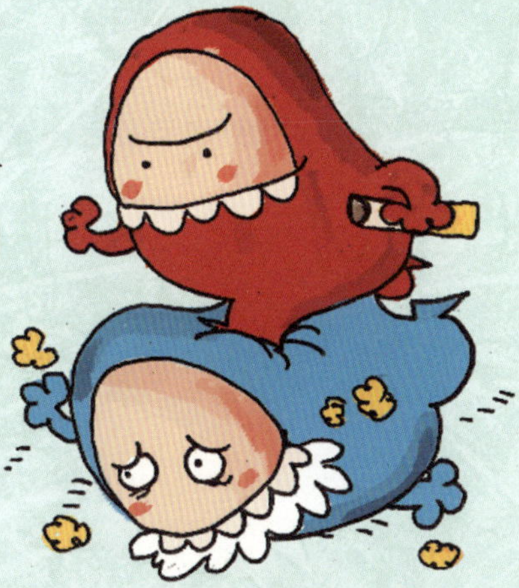

3. 白细胞在血液家族中的责任重大，负责清理血液，时刻对抗细菌的入侵。

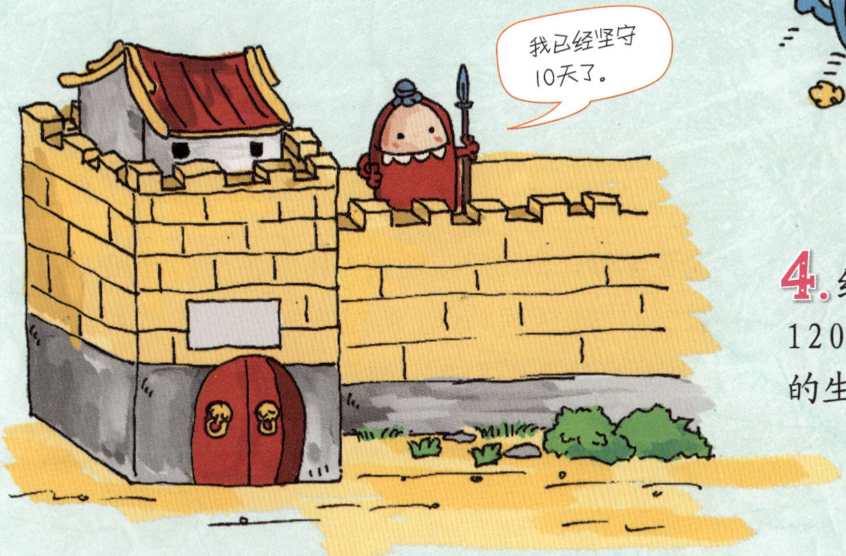

4. 红细胞的平均寿命约120天，白细胞和血小板的生存期不超过10天。

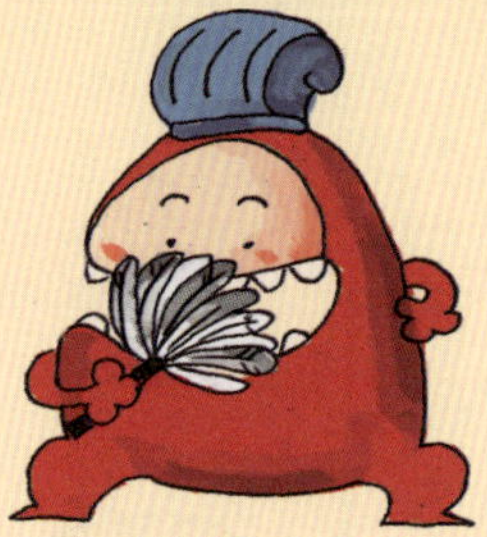

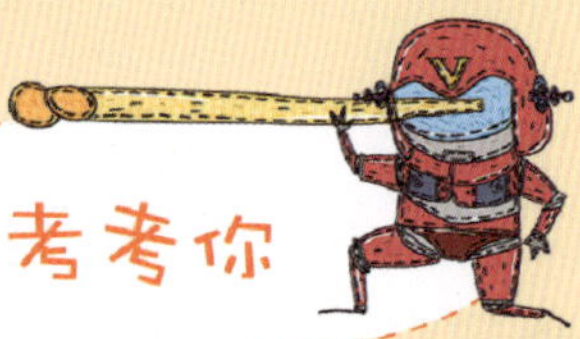

我来考考你

1. 血液由哪些成分组成？

2. 心脏、血液和血管组成什么？

3. 血液中数量最多的是哪种血细胞？

4. 白细胞的作用是什么？

5. 红细胞的平均寿命约为多久？

6. 白细胞和血小板的生存期是多久？

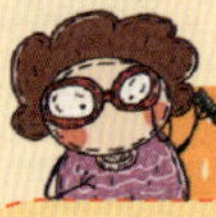

大脑银行ATM机

血液在人体中的流动路线

血液从心脏出发，将氧气及各种营养物质运输到人体的各个器官和组织，并把各个组织产生的二氧化碳送到肺部，通过呼吸系统排出体外。同时，血液还要将各个组织所产生的“废物”，通过肾以及皮肤上的毛孔排出体外。而净化过的血液又继续回到心脏，一刻不停地维持着生命的平衡。

神奇的血液编码——血型

超级小档案

最常见的血型系统：ABO型，包括A、B、AB、O四型。

已知的血型数量：35种。

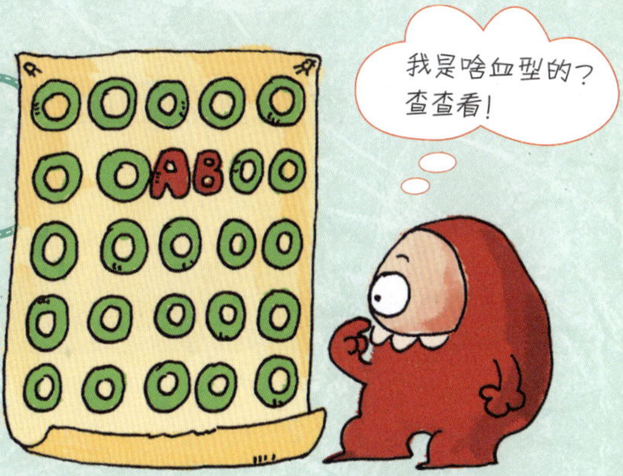

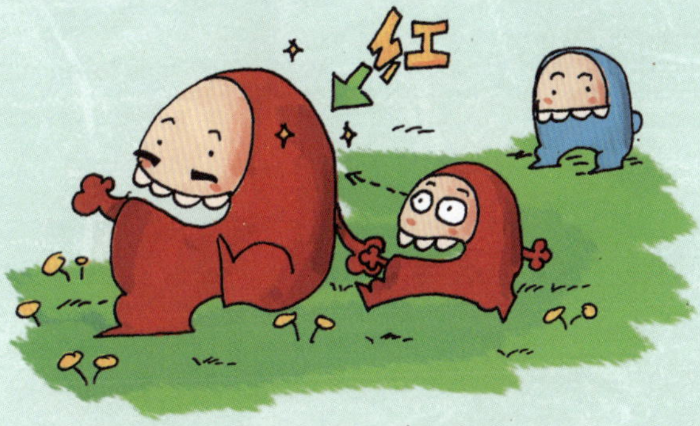

2. ABO血型中，O型是世界上最常见的血型；AB型在ABO血型系统中所占比例最少。

1. 血型是由特定的遗传物质决定的，因此血型一经确定就不会自行改变。

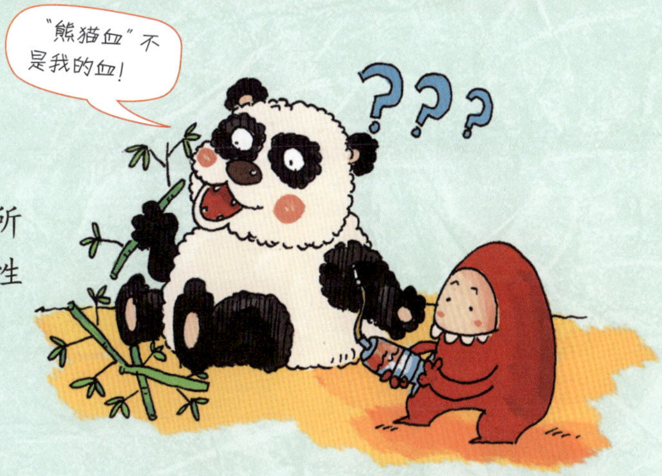

3. RH阴性血因为非常稀有，所以被称为“熊猫血”。在RH阴性血系统中，RHAB型最少。

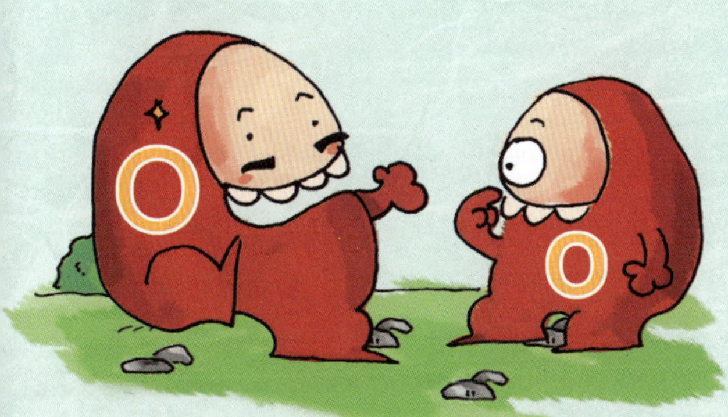

4. 在ABO血型系统中，A和B基因是显性基因，O基因是隐性基因。因此，若父母均为O型血时，则子女一定是O型血，若父母中有一人为AB型血，则子女中一定不会出现O型血。

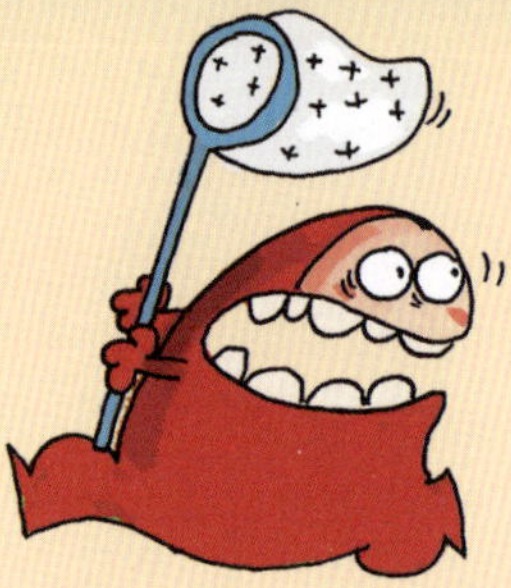

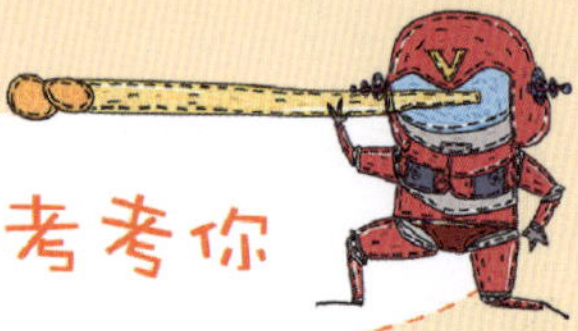

我来考考你

1. 最常见的血型系统是什么？

2. 到目前为止，已知的血型数量有多少种？

3. ABO血型中，最常见的是哪种血型？

4. 血型一经确定，会不会自行改变呢？

5. 若父母双方都是O型血，那么子女是什么血型？

6. “熊猫血”指哪种血型？

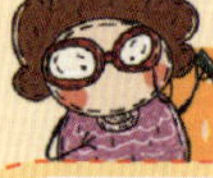

大脑银行ATM机

万能输血者

O型血的血清中没有A、B这两种抗原，但对A、B抗原都会产生抗体，因此O型血的人是博爱的“万能输血者”，而自己只能接受O型血。这一重要发现对输血的安全性和外科手术的成功产生了巨大影响，发现者卡尔·兰德斯坦纳获得1930年的诺贝尔生理学或医学奖。

不能混为一谈的器官——咽与喉

人体内呼吸与消化的共同通道：咽。

咽与喉是两个器官，不能混为一谈。

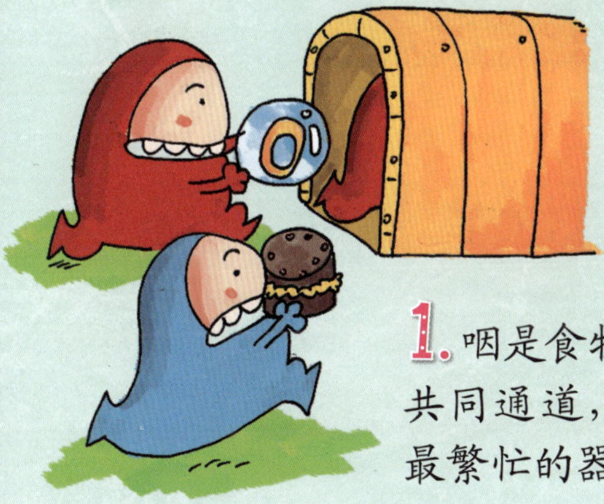

1. 咽是食物与空气的共同通道，是人体内最繁忙的器官。

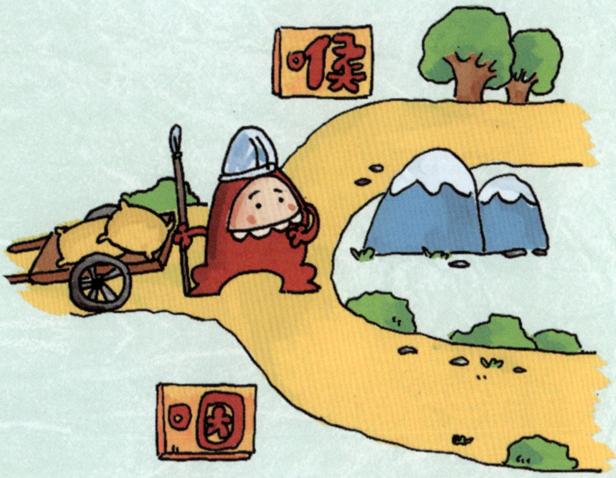

2. 空气通过喉进入气管，而食物则进入食道。

3. 喉既是呼吸通道，又是发声器官。儿童的喉像一个漏斗，一旦发炎，就很容易水肿。

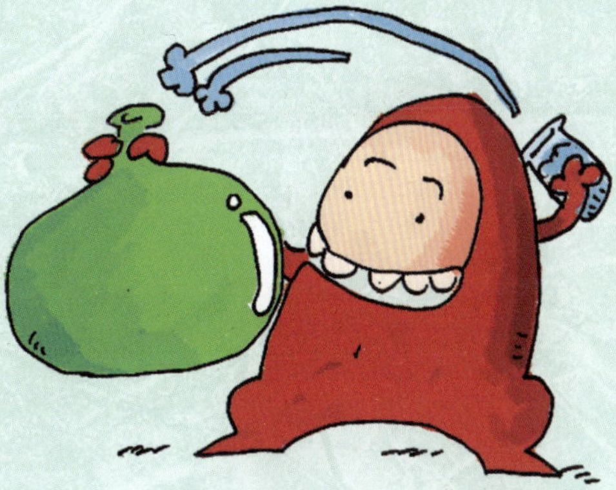

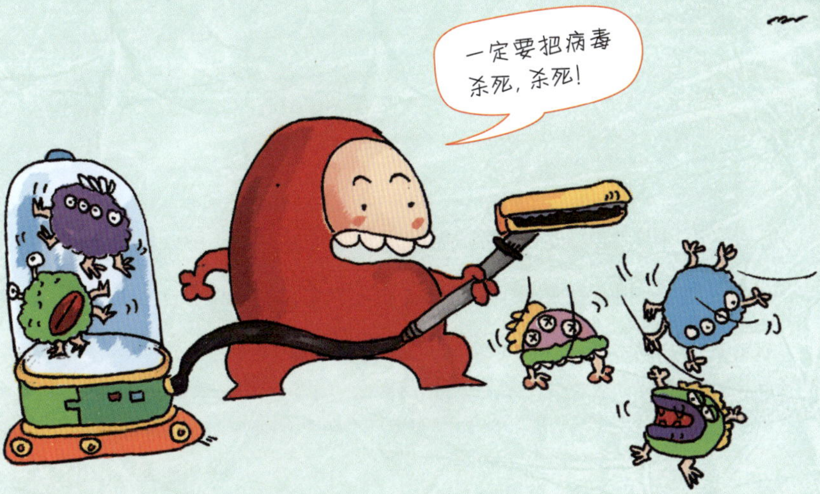

4. 扁桃体位于咽的内部。一旦有细菌或病毒从这里经过，病菌就会很容易被吸附在上面，然后被吞噬消化掉。

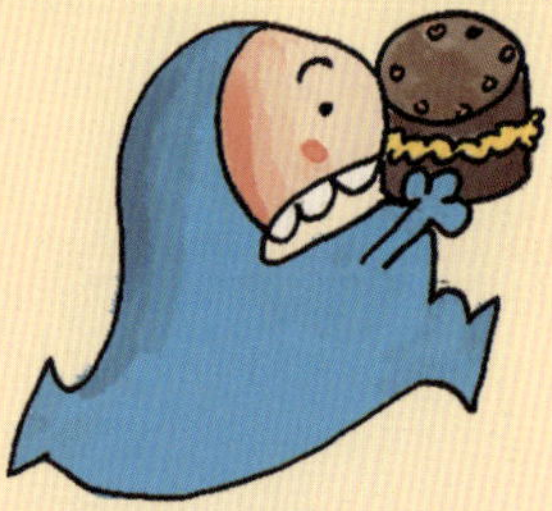

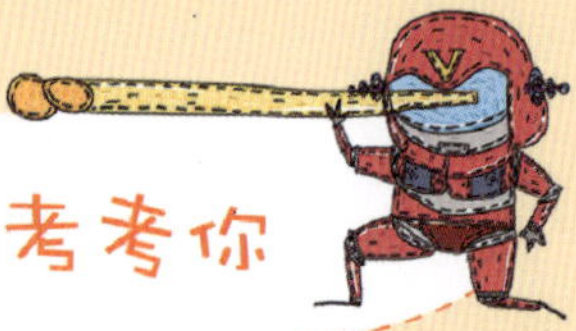

我来考考你

1. 呼吸道最繁忙的地方是哪里？

2. 咽与喉是同一个器官吗？

3. 人们吃到肚子里去的食物经过咽吗？

4. 儿童的喉呈什么形状？

5. 扁桃体的作用是什么？

6. 人们的发声器官在哪里？

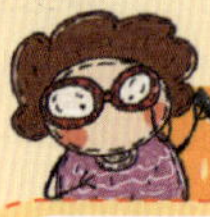

大脑银行ATM机

吃饭时不宜说笑的原因

人呼吸时，位于舌根后方的会厌软骨像抬起的盖子，使空气畅通无阻；吞咽时，会厌软骨又像盖子一样盖住喉口，防止食物误入喉腔而进入气管。有的人边吃饭，边说笑，边玩耍，如果吞咽时会厌软骨来不及盖下，食物进入气管，就会引起剧烈咳嗽。

人体呼吸工厂的中枢——肺

超级小档案

人体内血液含氧量最高的血管：肺静脉。

人体最大的气体交换站：肺。

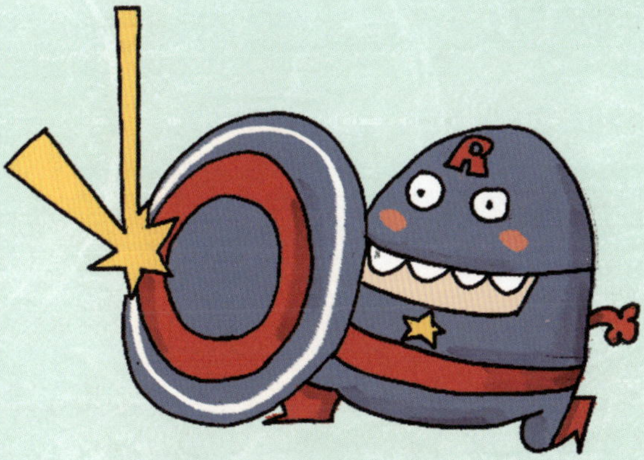

1. 肺位于胸腔，是五脏六腑中位置最高的脏器。

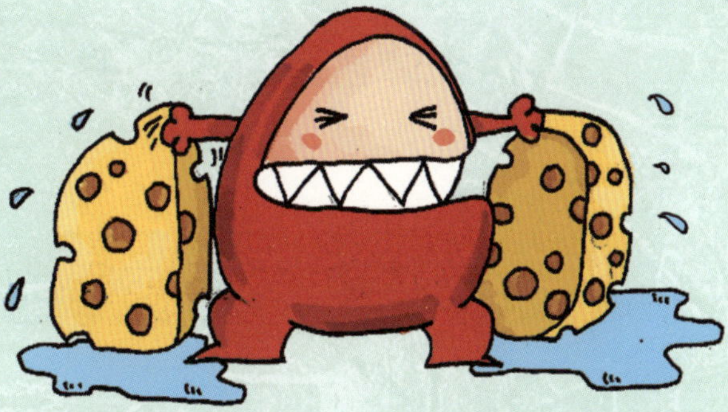

2. 肺是由一个个中空的肺泡组成的，就好像两片多孔且有弹性的大海绵。

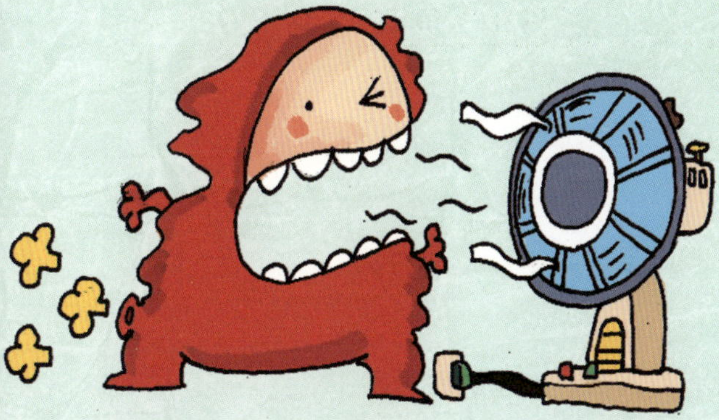

3. 肺是人体内的“换气扇”。人通过肺不断吸入氧气，排出二氧化碳的方式完成呼吸作用。

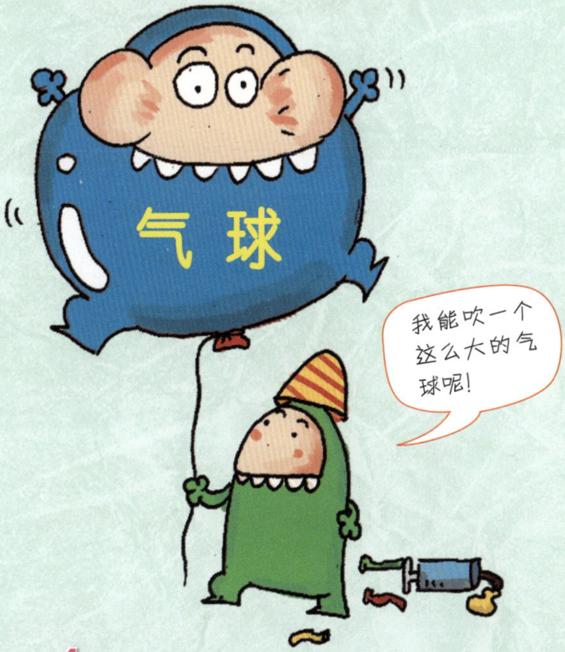

4. 肺活量代表了肺一次最大的机能活动量，是反映人体生长发育水平的重要机能指标之一，所以体检时常常要测肺活量。

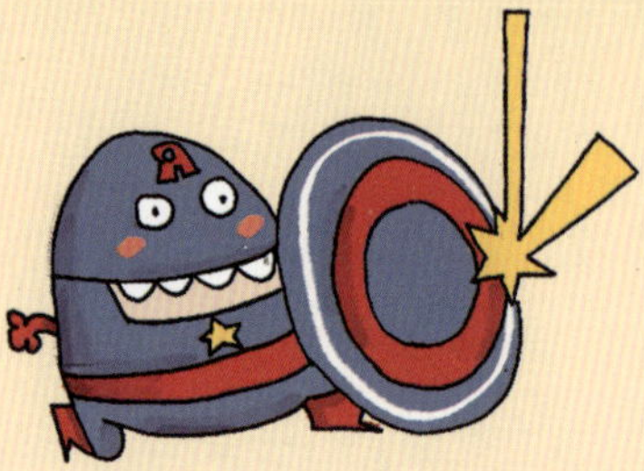

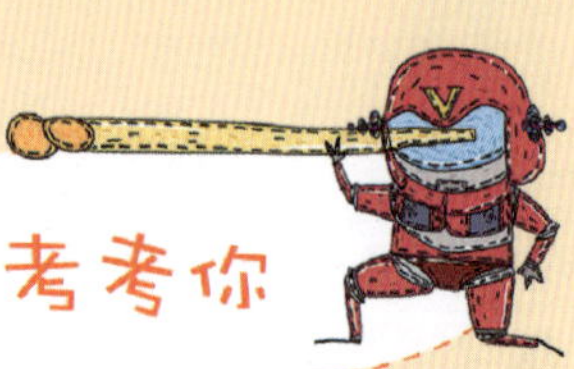

我来考考你

1. 人体内含氧量最高的血管是什么？

2. 人体最大的气体交换站在哪里？

3. 五脏六腑中位置最高的脏器是什么？

4. 肺是由什么组成的？

5. 体检时为什么要测肺活量？

6. 人呼吸时，吸入的是什么，排出的是什么？

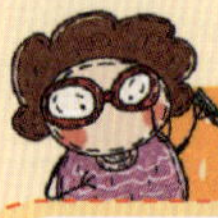

大脑银行ATM机

肺活量

人体最大吸气后做最大呼气所能呼出的气体量，称为肺活量。正常成人的肺活量值，男性为3500～4000毫升，女性为2500～3500毫升。成人的肺活量大约是小朋友的3倍多。青壮年的肺活量较大，儿童和老年人的肺活量较小。

“大内总管”——肝脏

超级小档案

人体内最大的外分泌腺：肝脏。

人体内变老最慢的器官：肝脏。

1. 肝脏是人体的“加工厂”，人体内的解毒、代谢、分泌胆汁、储血、调节血循环和免疫防御等功能都要靠肝脏来完成。

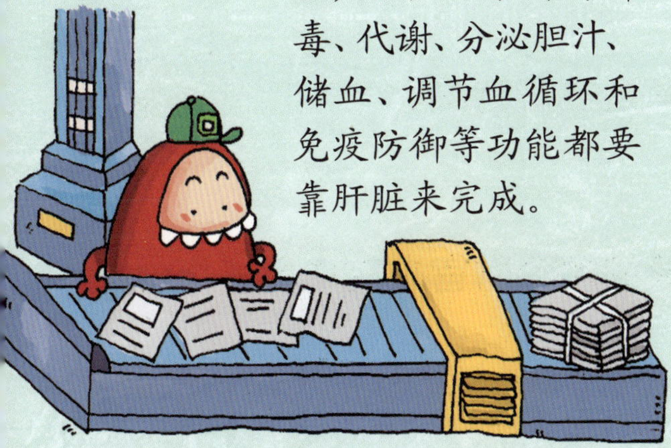

2. 肝细胞的数量会随着年龄增长而锐减。

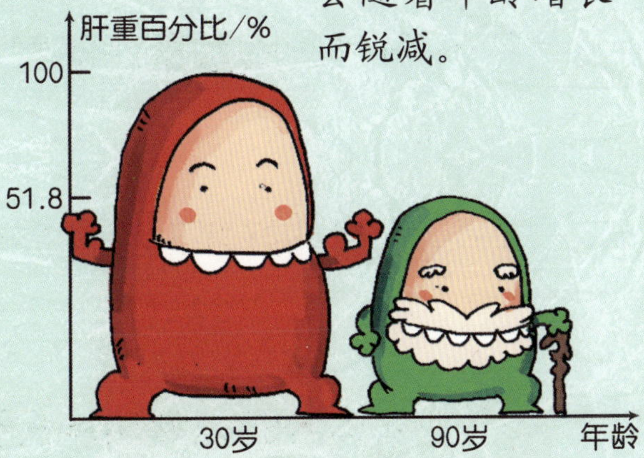

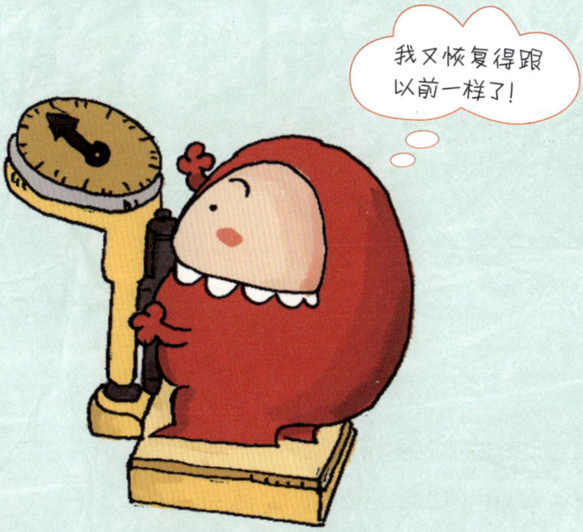

3. 肝脏是再生功能最强大的器官，经三分之二肝切除术后，通过一段时间的修复，剩余的肝脏还是能恢复至原来的大小和重量。

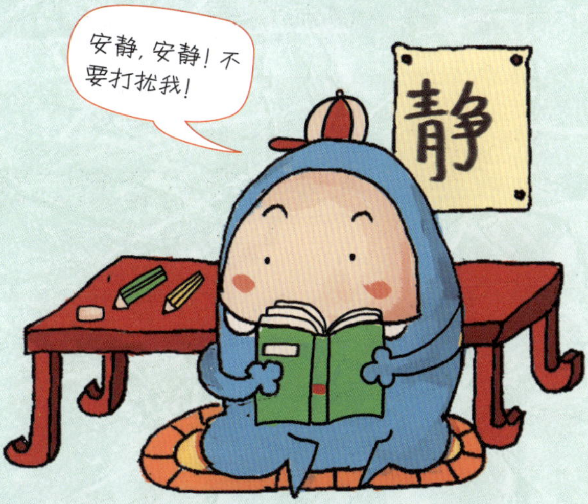

4. 情绪的好坏会直接影响肝功能。因此，想要健康，就要保持心平气和。

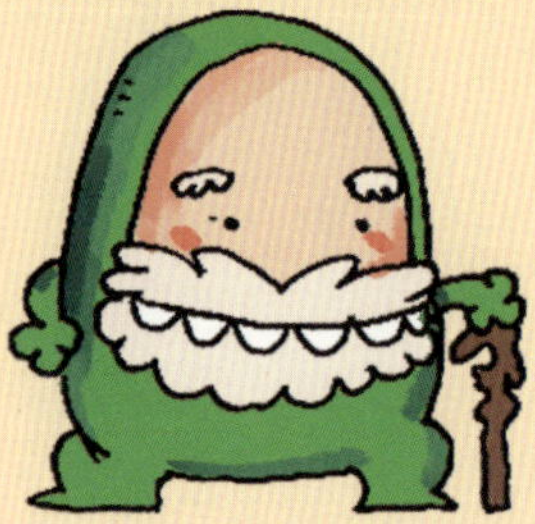

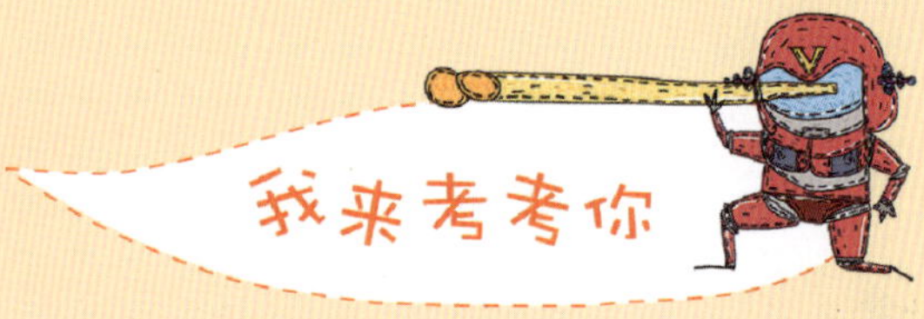

1. 人体内最大的外分泌腺是什么？

2. 肝细胞的数量会随着年龄增长而减少吗？

3. 情绪的好坏对肝功能有直接影响吗？

4. 人体内的解毒功能主要靠哪个器官来完成？

5. 肝脏有再生功能吗？

6. 人体内最迟变老的器官是什么？

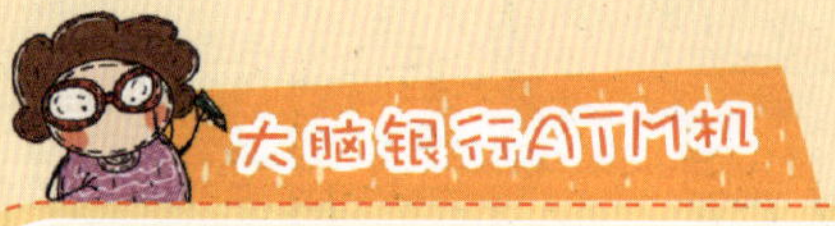

体内的仓库管理员

肝脏就是一个大型仓库，储存了大量的糖类和维生素。其中维生素A的储存量可供人体使用1~2年，维生素D的储存量可供人体使用1~4个月。当人体缺乏某种物质时，肝脏就会分解、释放这种物质。这也是即使人体短期内缺少了某种维生素也不会立即出现某种症状的原因之一。

神奇的大口袋——胃

超级小档案

人体内酸性最大的体液：胃液。

六腑：胆、胃、大肠、小肠、三焦、膀胱。

1. 胃的形状像一只神奇的大口袋，它无怨无悔地把塞到肚子里的食物存储起来。

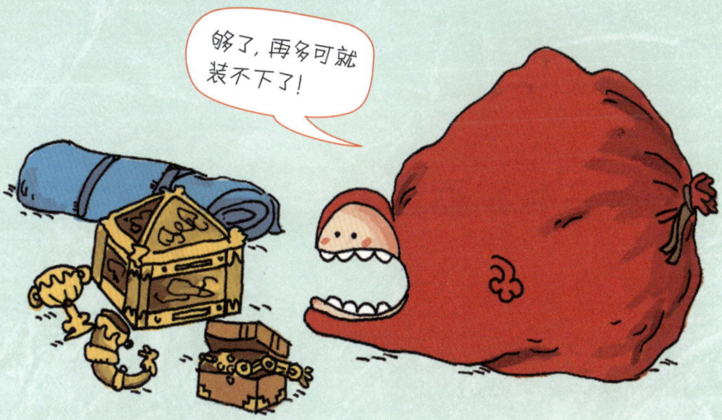

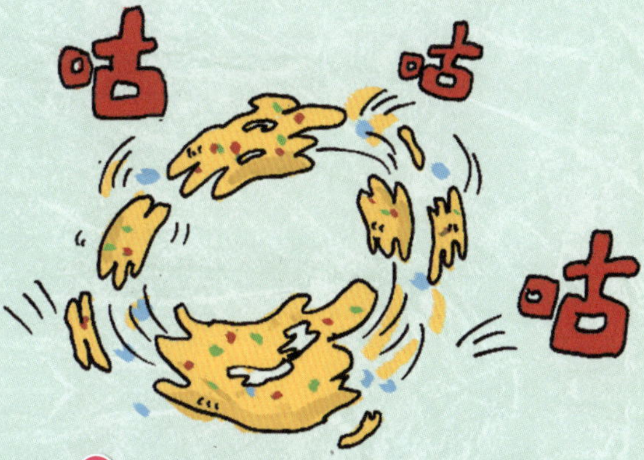

2. 肚子有时会“咕咕”叫，那是胃发出的声音。

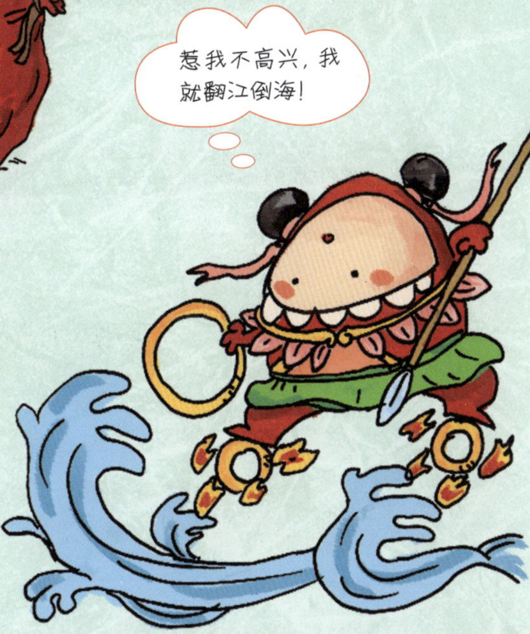

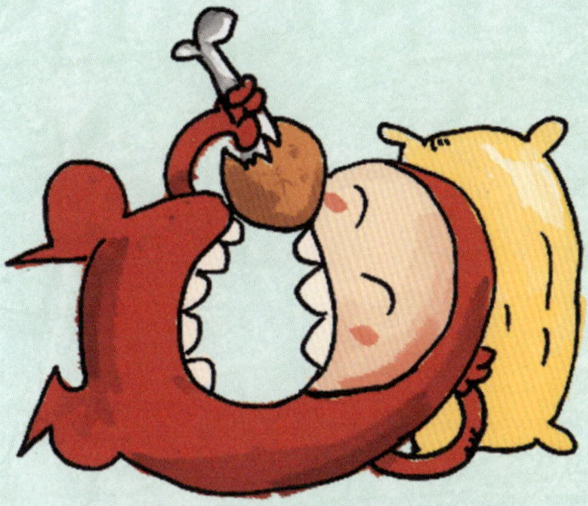

3. 人们在大吃一顿后会犯困，这是因为吃得太多使血液大量流进胃里增加动力，而其他器官的血液供给量就锐减，人就容易产生疲倦感。

4. 胃的“感情”很丰富。一旦受到刺激，胃就会闹情绪、发脾气，甚至会翻江倒海地让人很难受。

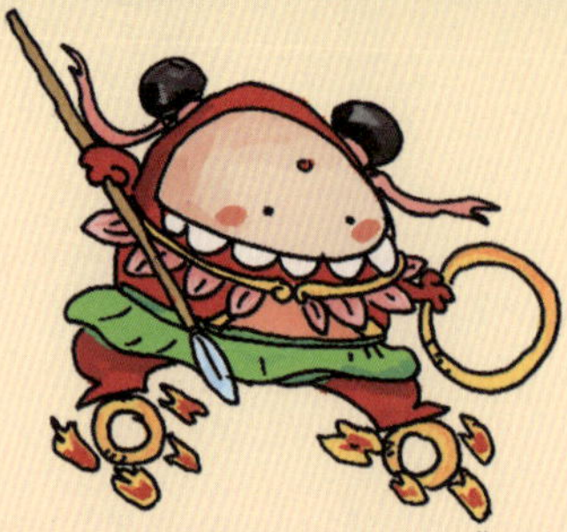

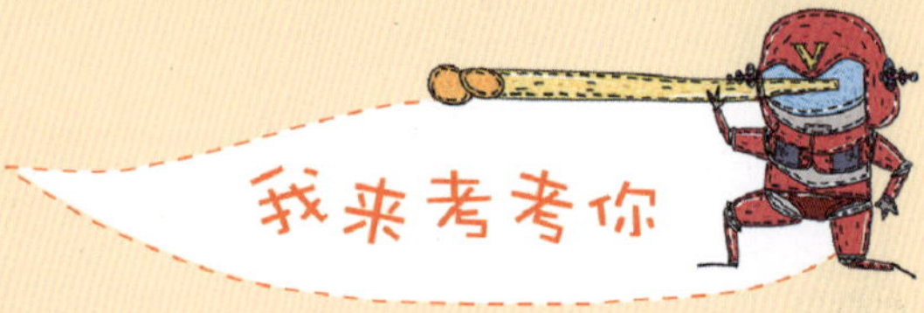

1. 人体内酸性最大的体液是什么？

2. 六腑包括胃吗？

3. 胃的形状像什么？

4. 人们在大吃一顿后为什么会犯困？

5. 肚子有时“咕咕”叫，是哪个器官发出的声音？

6. 受刺激后，胃会发脾气吗？

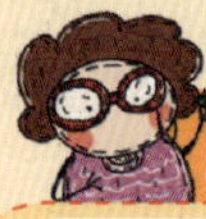

大脑银行ATM机

胃液

胃液是由胃的内膜细胞产生的一种液体，含有能消化食物中蛋白质的胃蛋白酶，能将蛋白质分解成氨基酸。胃液的酸性很强，如果溅到衣服上会将衣服烧出一个洞，甚至可以分解金属。如果没有这种强酸，胃就不能正常地执行它的功能。

勇气的源泉——胆

超级小档案

胆汁的酸碱性：碱性。　**胆汁的主要成分：**胆盐和一些酶类。

胆的功能：贮存和排放胆汁。

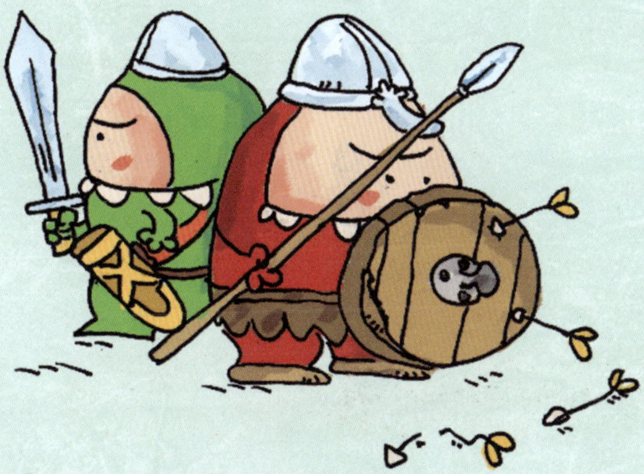

1. 胆附着在肝脏的胆囊窝里，肝和胆亲密无间，缺一不可。

2. 胆汁容易存积在胆囊中形成结石，而且胆结石明显“重女轻男”，女性的发病率远远超过男性。

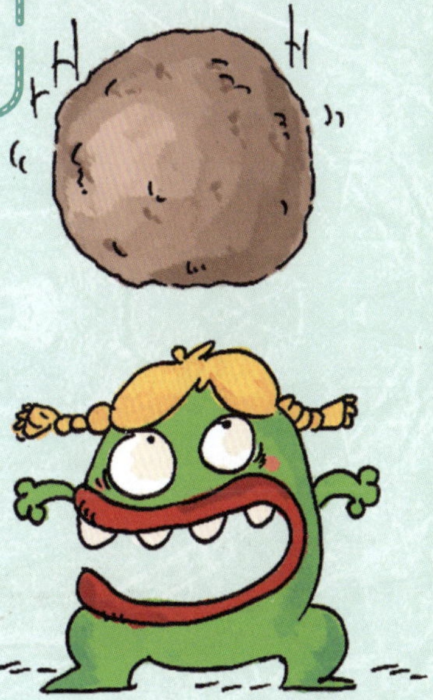

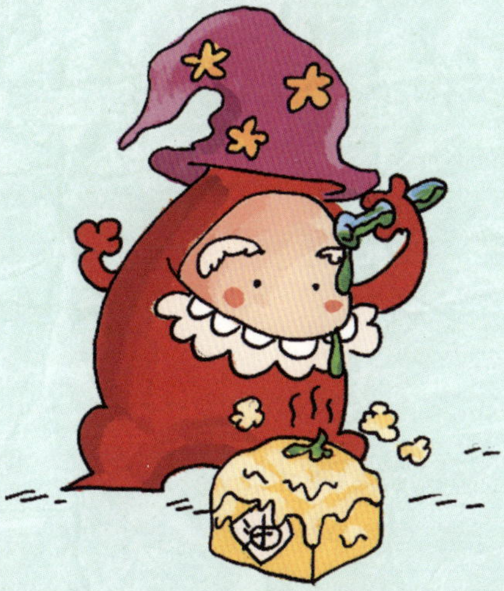

3. 胆盐的作用类似乳化剂的作用，有助于将不溶于水的油脂乳化成乳液，以便人体吸收。

4. 胆总是和勇气连在一起。赵云一身是胆，屡屡以少胜多，反败为胜。

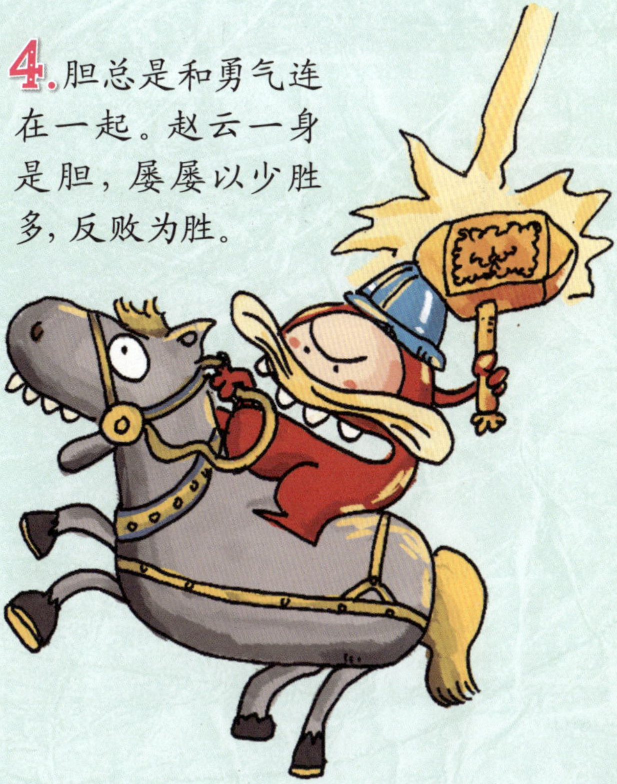

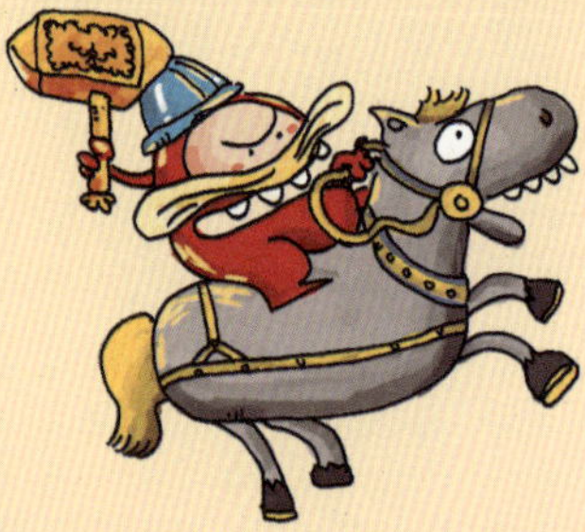

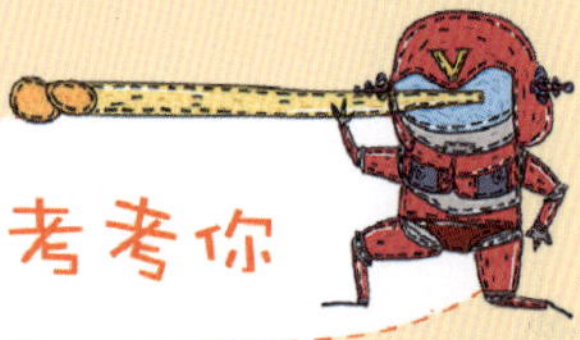

我来考考你

1. 胆汁的酸碱度如何?

2. 胆的功能是什么?

3. 胆盐的作用是什么?

4. 胆结石的发病率，女性远远超过男性吗?

5. 为什么说赵云一身是胆?

6. 胆附着在哪个器官上?

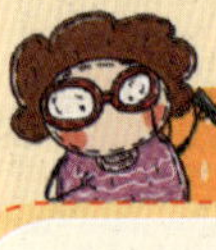

大脑银行ATM机

帮助消化的胆汁

胆就像一个有弹性的、中空的梨。它的主要功能就是储存肝脏分泌出的胆汁和浓缩胆汁。胆汁是一种黄绿色的、精纯的、带苦味的碱性液体，它能帮助人体消化、吸收脂肪。当小肠消化食物时，胆便会释放胆汁，流入肠中帮助消化。

食物分流站——小肠

超级小档案

小肠分为十二指肠、空肠和回肠。　**消化道最长的一段：**小肠。

一顿饭通过身体需要的时间：18~30小时。

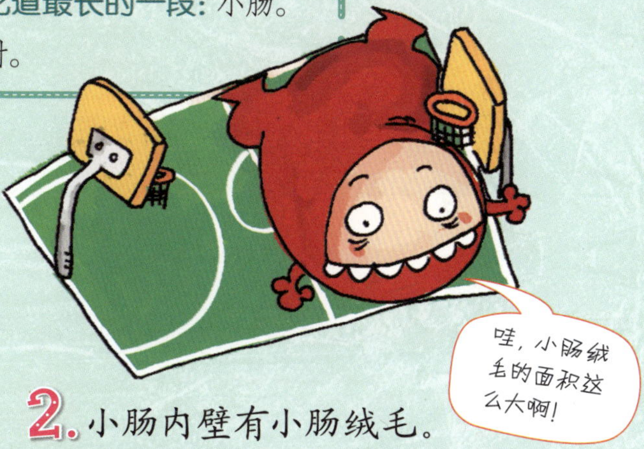

1. 如果把小肠拉直，全长约有4~6米，是普通人身高的3~4倍。

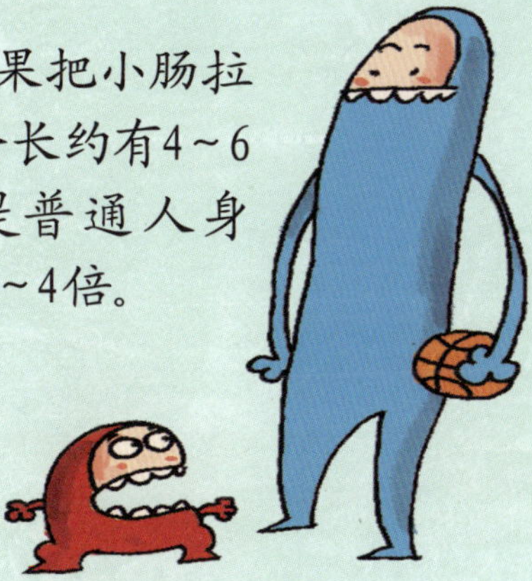

2. 小肠内壁有小肠绒毛。小肠绒毛展开后的面积达200平方米。

3. 小肠和大脑是一对好朋友。大脑一紧张，小肠就会功能失调，吸收不好；小肠一罢工，大脑也会不开心，反应迟钝。

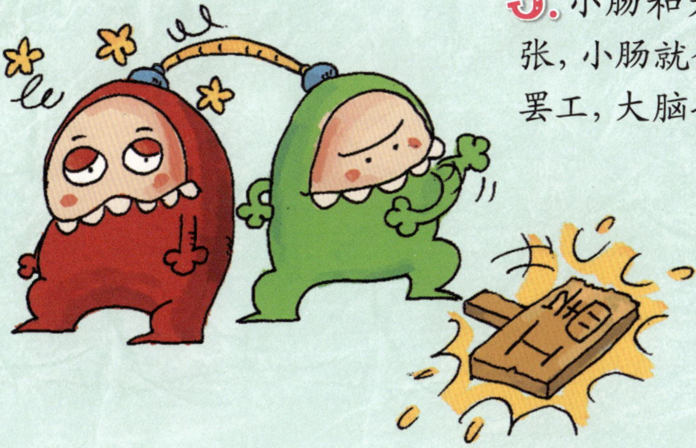

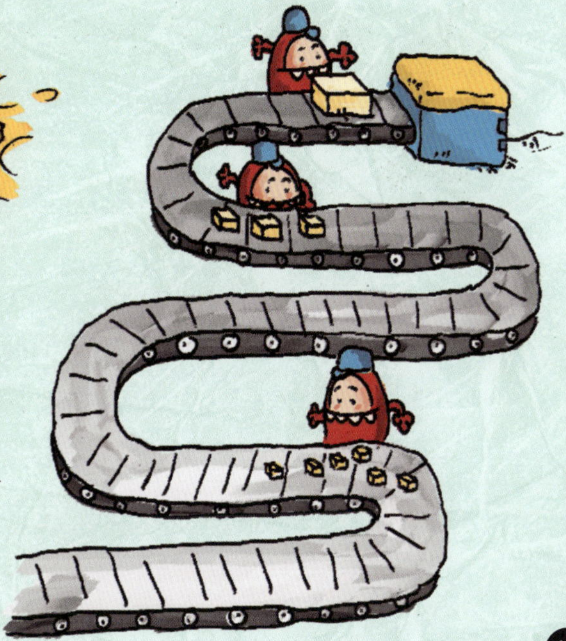

4. 当食物通过小肠这个长而弯曲的传送带时，小肠会产生多种不同的消化酶来消化食物，对食物进行化学分解。

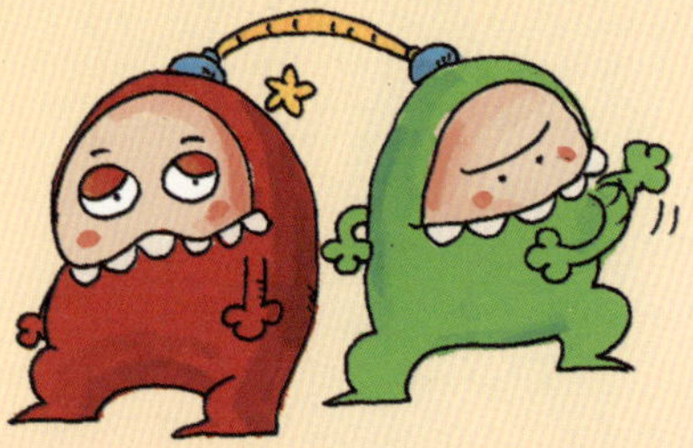

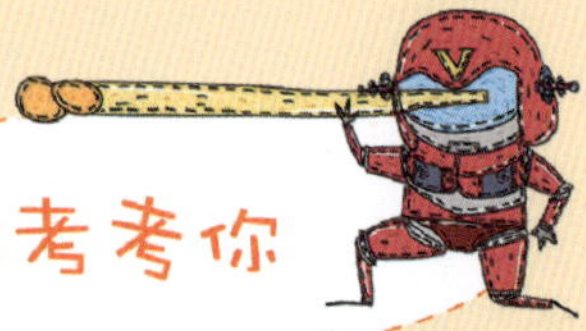

我来考考你

1. 小肠由哪些部分组成？

2. 一顿饭通过身体需要多少时间？

3. 小肠绒毛展开后的面积有多大？

4. 消化道中最长的一段是什么？

5. 为什么说小肠和大脑是好朋友？

6. 小肠的作用是什么？

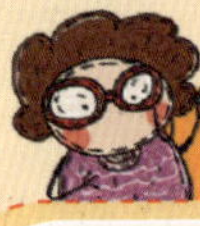

大脑银行ATM机

最重要的消化和吸收的场所——小肠

小肠是人体内最重要的消化和吸收的场所。它像迷宫般曲折盘踞于腹腔内，上连胃幽门，下接盲肠。十二指肠是小肠中长度最短、管径最大、位置最深且最为固定的一段，模样就像英文字母“C”。小肠内壁布满了无数如同褶皱般突起的绒毛。这些绒毛像微型吸尘器一样，将食物分解后产生的养分吸收，并送入血液内。

垃圾压缩机——大肠

超级小档案

人体最容易生病的器官：大肠。

人体最脏的四个部位：头皮、口腔、腋窝、肠道。

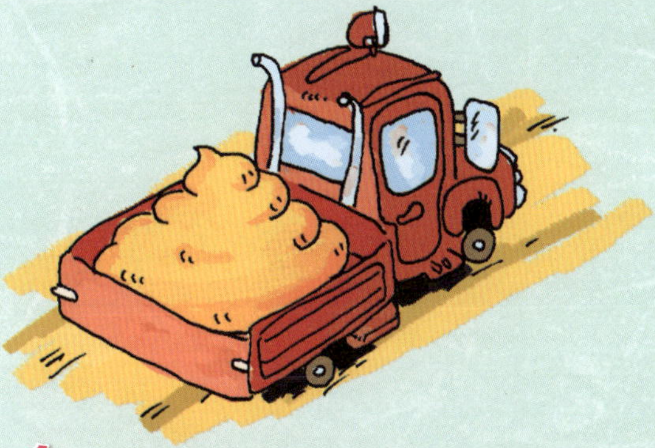

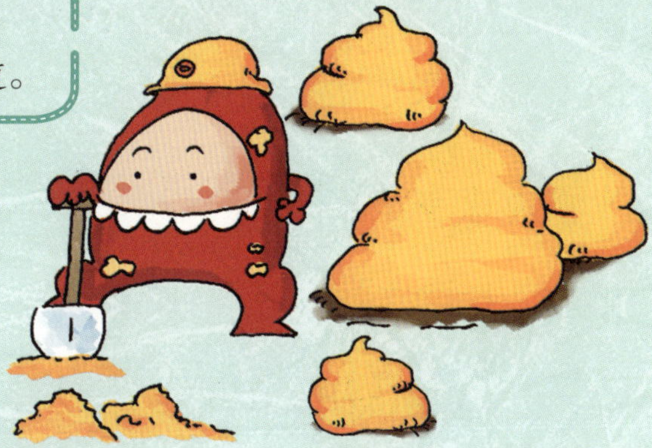

1. 大肠车间是肠胃工厂的最后一个车间，重要的任务就是生产大便。

2. 生产大便这个工作虽然比较脏，却很重要，因为大便的状况是衡量身体是否健康的重要标准之一。

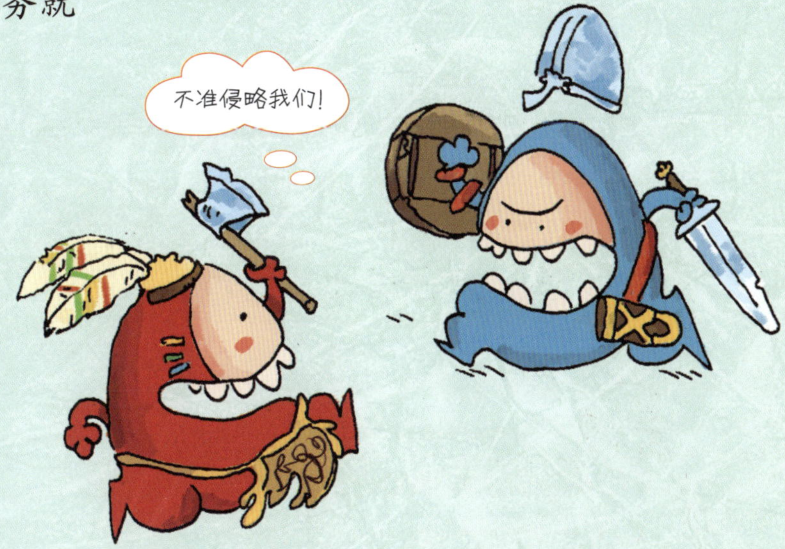

3. 大肠是细菌的乐园，好细菌和坏细菌每天都在相互战斗。如果你感到身体不舒服，有腹泻，那就是坏细菌获胜啦。

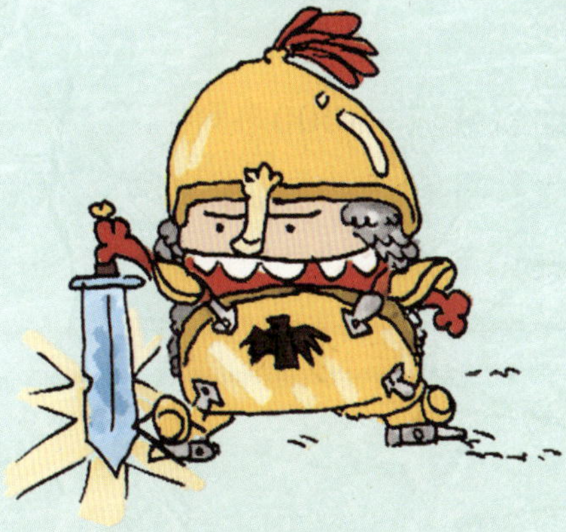

4. 豌豆中含有粗纤维，能促进大肠蠕动，起到清洁大肠的作用，所以小朋友要多吃豌豆。

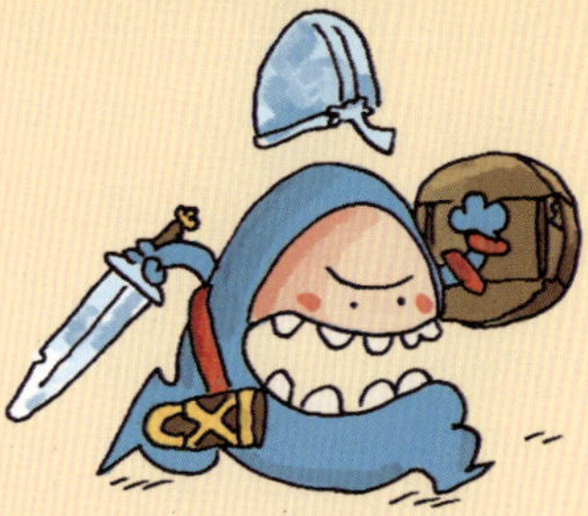

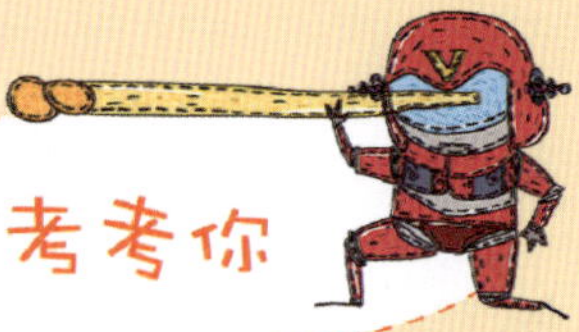

我来考考你

1. 人体最容易生病的器官是什么？

2. 人体最脏的四个部位是什么？

3. 大肠的重要任务是什么？

4. 衡量身体是否健康的重要标准是什么？

5. 大肠内的细菌都是坏细菌吗？

6. 多吃豌豆有什么用？

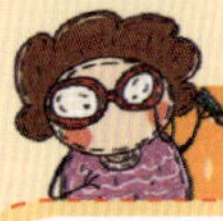

大脑银行ATM机

人体内神秘的微生物王国

大肠是人体内最大的微生态系统，居住着500～1000多种菌群，约100兆的细菌。这些细菌掌管着人体70%以上的免疫功能，是维护人体健康的天然屏障。体魄强健的人肠道内有益菌的比例约达70%，而普通人大约是25%。

人体的发动机——甲状腺

正常成年人每日碘的摄入量： 150微克。

甲状腺激素的成分： 氨基酸和碘。

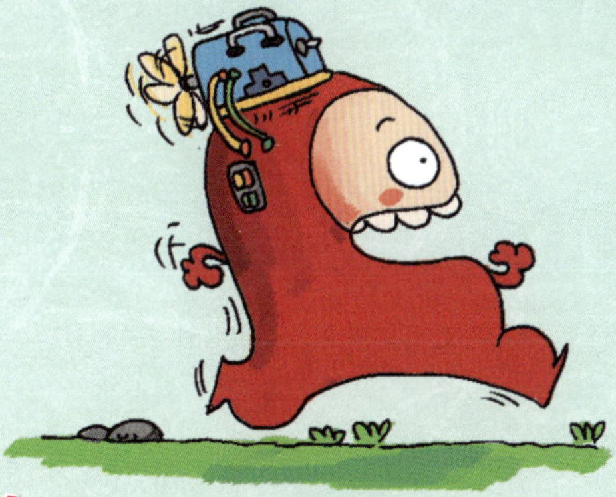

1. 甲状腺很小，却是人体最大的内分泌腺体。它调控着身体代谢，是人体的发动机。

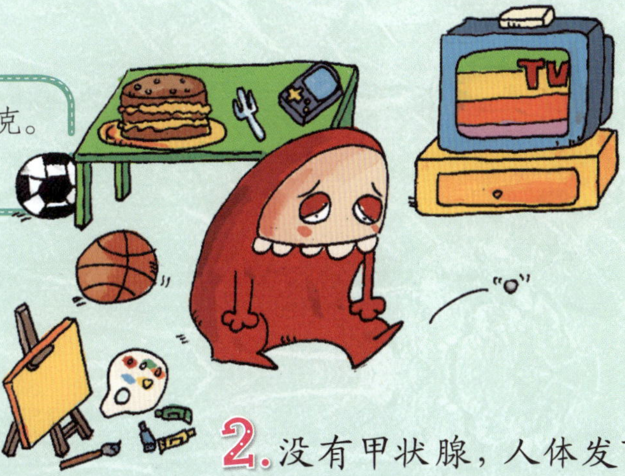

2. 没有甲状腺，人体发育会较迟缓，生活会没有乐趣，人甚至还会失去积极向上和应对环境的各种能力。

3. 吃含碘高的食品，如海带等，可以预防甲状腺疾病。但是，如果碘摄取过量，甲状腺也会生病。

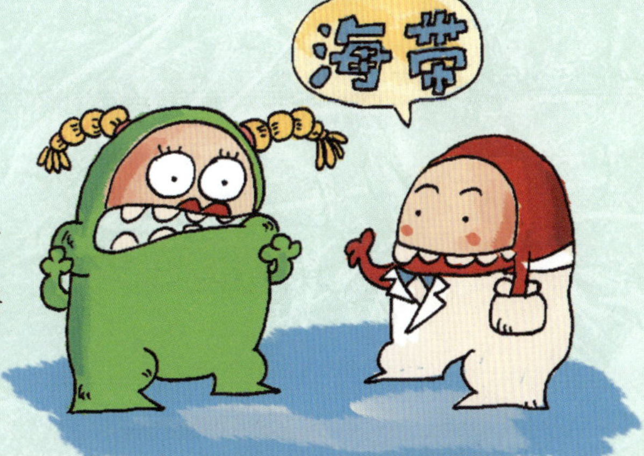

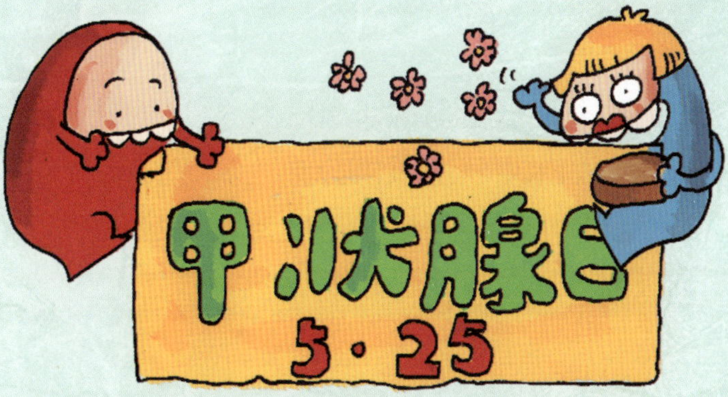

4. 从2008年开始，每年的5月25日，是世界甲状腺日。

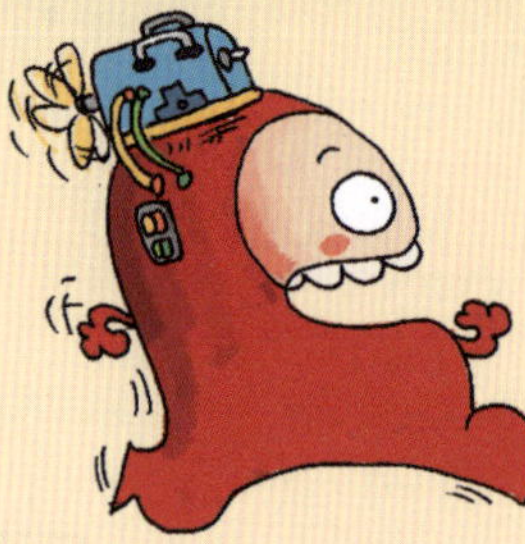

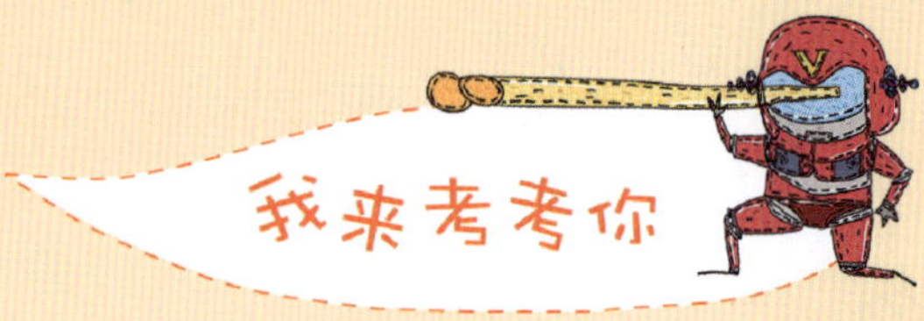

1. 人体最大的内分泌腺体是什么?

2. 没有甲状腺，人体的发育会有什么影响?

3. 吃什么食品，可预防甲状腺疾病?

4. 每年的几月几日是世界甲状腺日?

5. 正常成年人每日的碘摄入量是多少?

6. 甲状腺激素的成分是什么?

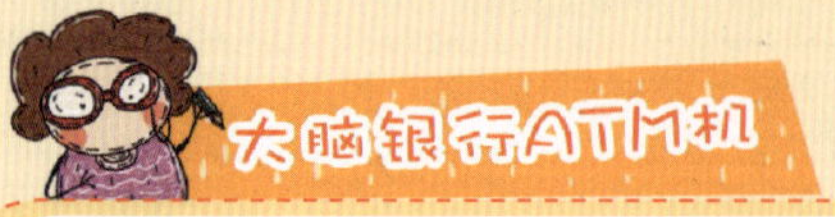

甲状腺激素的作用

在正常情况下，甲状腺激素的部分功能是促进蛋白质的合成，对幼年时的生长、发育具有重要的意义。如果甲状腺激素分泌过多，则会使蛋白质，特别是骨骼肌的蛋白质大量分解，因而显得消瘦无力。在糖代谢方面，甲状腺激素有促进糖的吸收及肝糖原分解的作用。

人体的后勤部长——脾脏

超级小档案

人体内最大的淋巴器官：脾脏。

五脏：心、肝、脾、肺、肾。

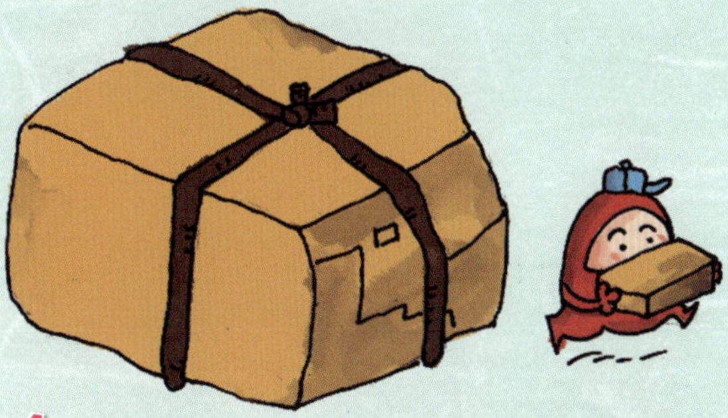

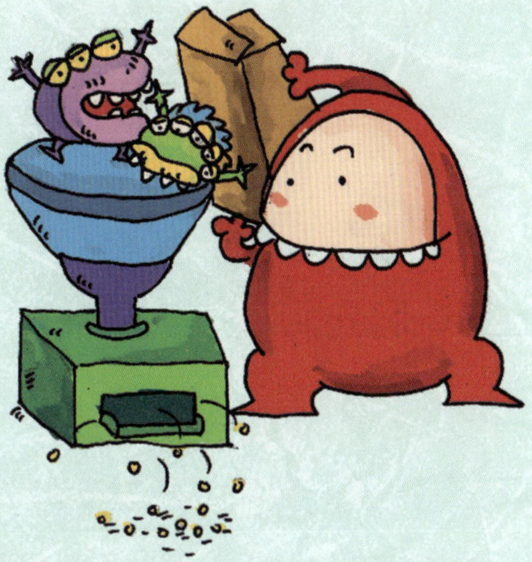

1. 脾脏是人体血细胞的重要的储存库。人休息时，它贮存血液；当人处于运动、缺氧等状态时，它又会将血液排到血循环系统中，以增加血容量。

2. 脾脏就像一台“过滤器”，脾脏中的卫士巨噬细胞、淋巴细胞会帮助身体对抗有害细菌和异物的侵犯。

3. 脾脏能制造免疫球蛋白，发挥免疫作用，让血液中的抗原在脾脏中产生有力的细胞免疫和体液免疫反应。

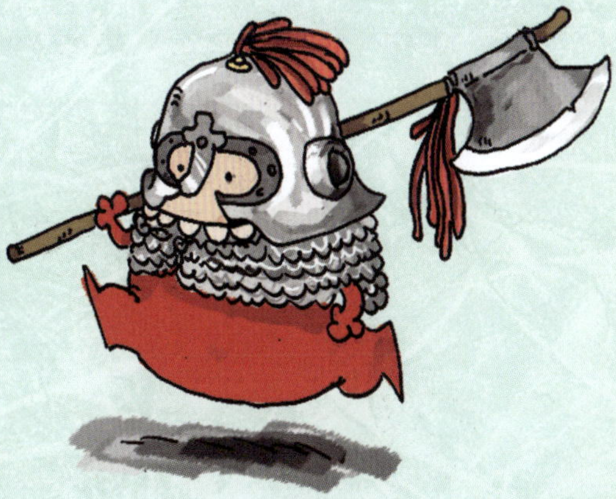

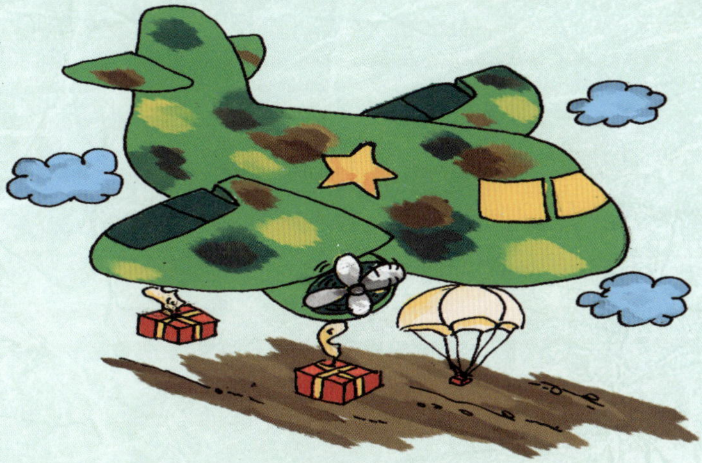

4. 脾脏是人体的“后勤部长”，所以我们要劳逸结合，让脾脏保持健康。

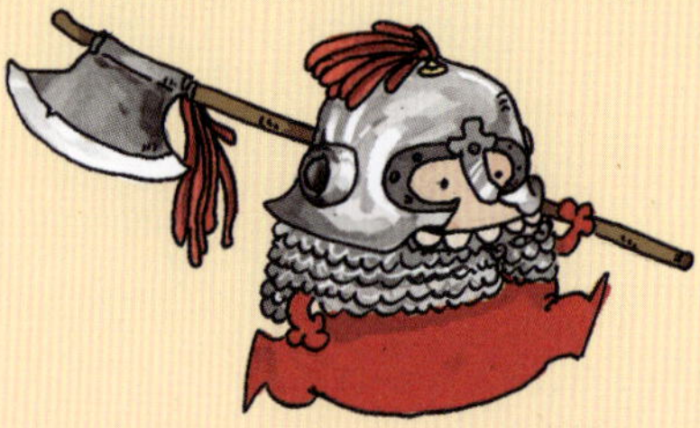

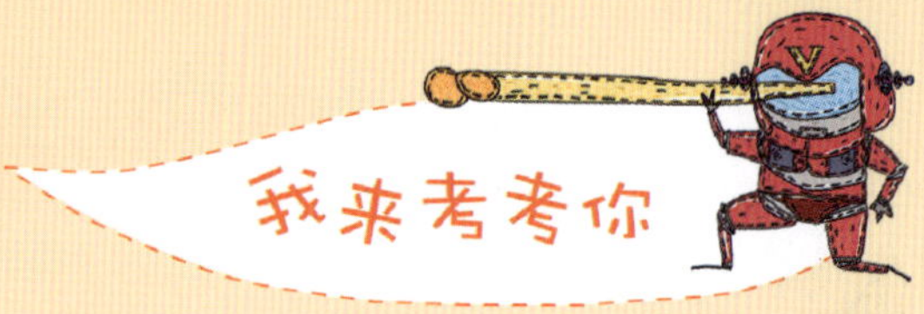

1. 人体内最大的淋巴器官是什么？

2. 当人休息时，脾脏的功能是什么？

3. 脾脏中的巨噬细胞有什么作用？

4. 脾脏属于五脏吗？

5. 当人运动时，脾脏的功能是什么？

6. 人体的五脏是指哪些内脏器官？

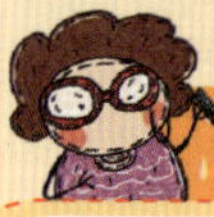

大脑银行ATM机

脾气与脾有关吗

以前，人们认为脾气和脾脏有关，其实这是没有科学依据的。实际上，脾脏是免疫系统的一部分，它可以过滤那些感染人体血液的外部有机物；去除衰老和受到损伤的血小板和红细胞；储存多余的血液，在需要时释放；形成一些类型的白细胞。

垃圾过滤站——肾

超级小档案

人体内含尿素最少的血管：肾静脉。　人体内最大的排泄器官：肾。

如果尿液变成结晶体，就会引发肾结石。

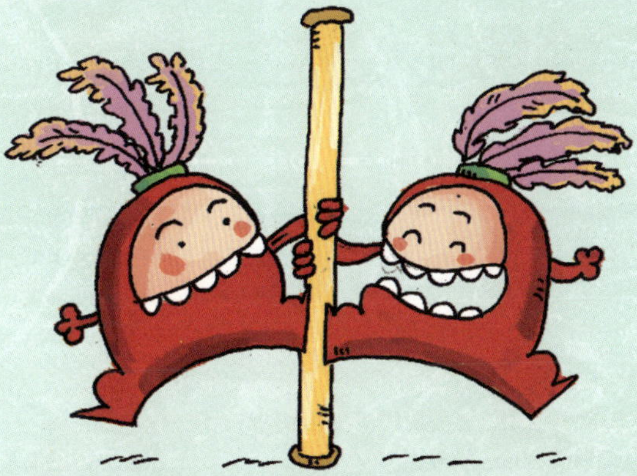

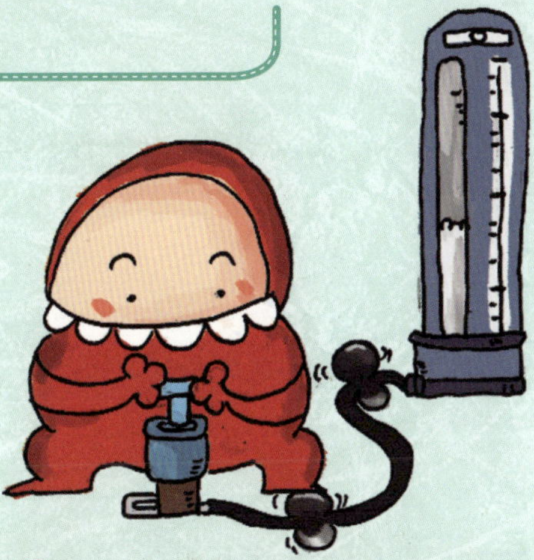

1. 肾是人体的净化器，位于腰椎骨的两边，左、右各有一个，像两颗大大的蚕豆。

2. 肾具有调节血压的功能。

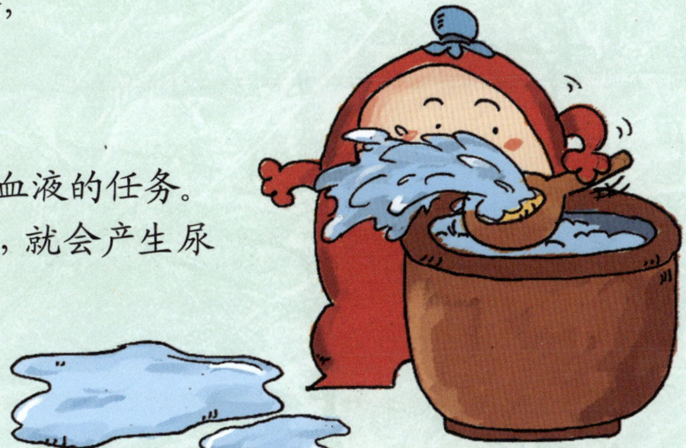

3. 肾担负着艰巨的清洁血液的任务。一旦肾脏功能出现障碍，就会产生尿毒，出现尿毒症。

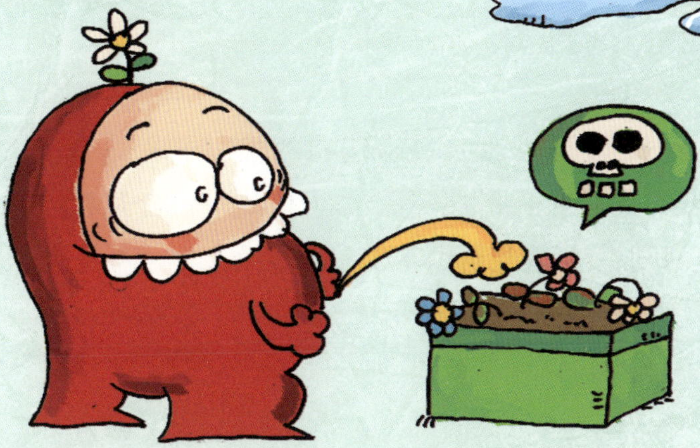

4. 肾平衡着身体的体液代谢，与膀胱通力合作，把尿液排出体外。

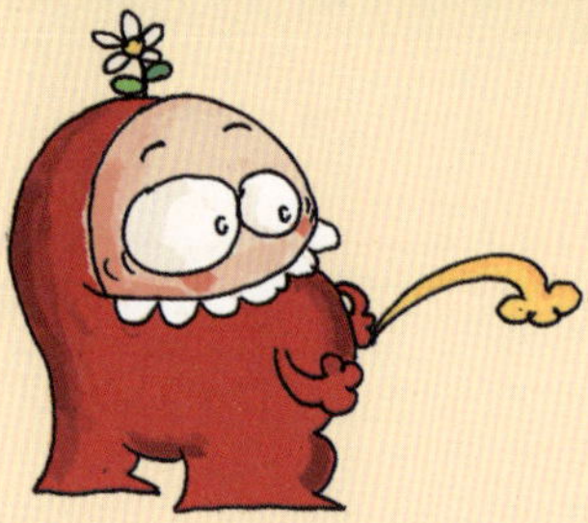

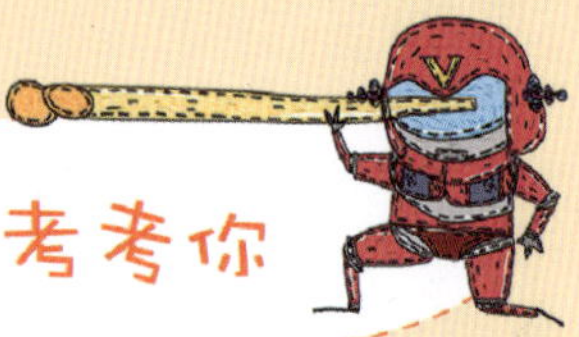

我来考考你

1. 人体内最大的排泄器官是什么？

2. 如果肾脏功能出现障碍，会出现什么病症？

3. 肾的形状像哪种食物？

4. 肾担负着怎样的任务？

5. 人体内含尿素最少的血管是什么？

6. 如果尿液变成结晶体，就会引发什么疾病？

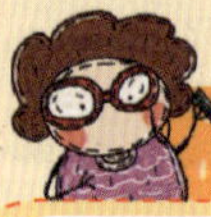

大脑银行ATM机

从尿液看健康

当人们去医院检查身体时，医生可能会要求化验尿液。尿液的化学分析在诊断某些疾病时很重要。在正常情况下，尿液中几乎不含葡萄糖或蛋白质。如果尿液中的葡萄糖含量超标，那就表明这个人得了糖尿病；如果尿液中存在蛋白质，那是肾功能衰退的标志之一。

体内的隐者——胰脏

超级小档案

胰脏的组成： 胰腺和胰岛。　**胰岛素的发现者：** 加拿大人班廷和贝斯特。

胰岛素发现的时间： 1921年。　**人体内碱性最大的体液：** 胰液。

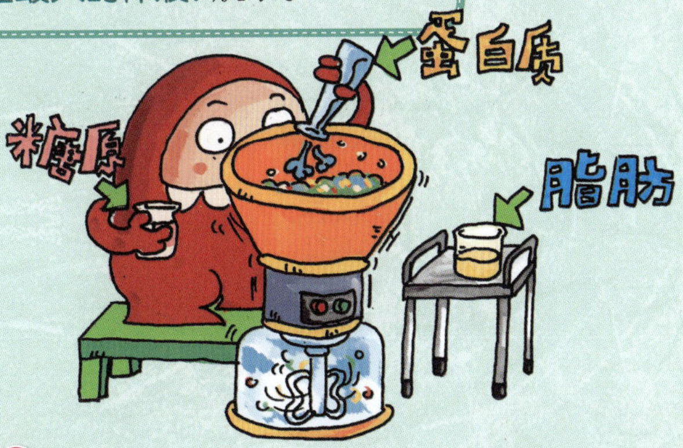

1. 胰脏是一个特殊的脏器，是人体内唯一的既是外分泌腺、又是内分泌腺的腺体。

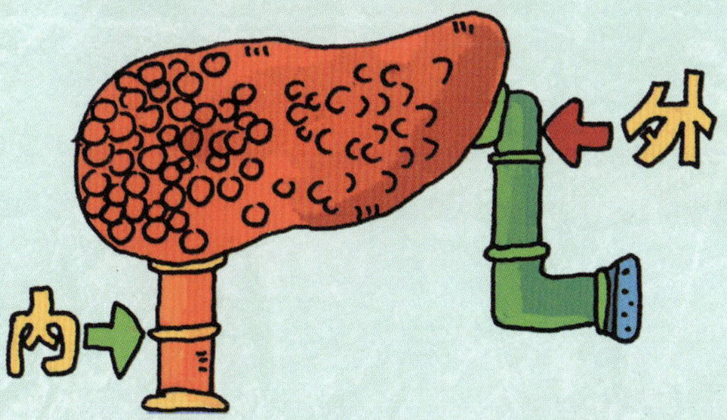

2. 胰岛素是人体内唯一可以同时促进糖原、脂肪、蛋白质合成的激素。

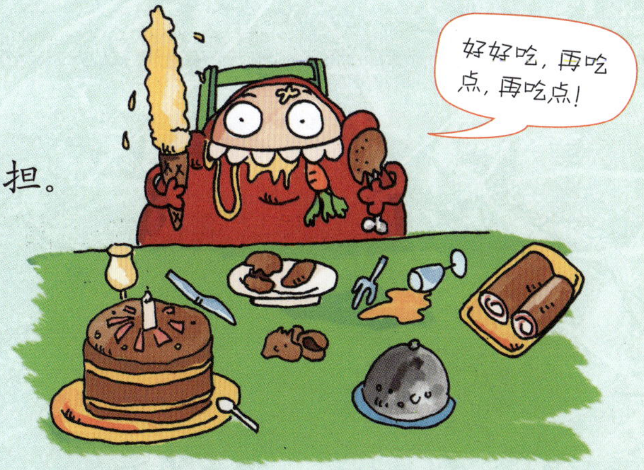

3. 暴饮暴食会加重胰脏的负担。

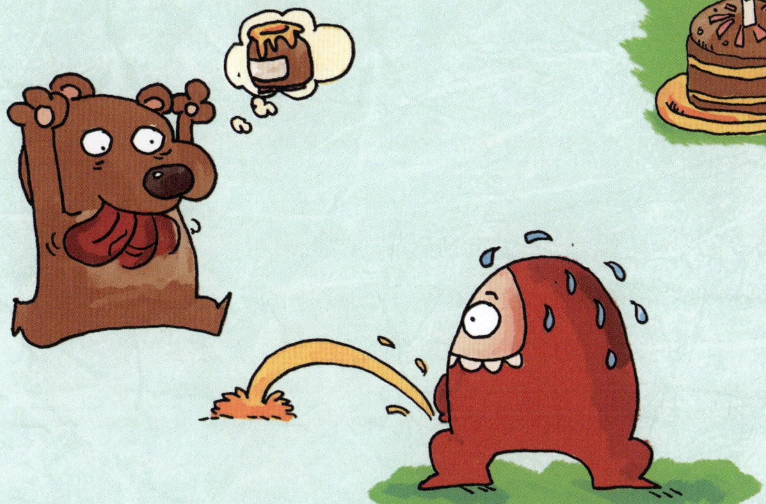

4. 胰岛素会将体内的葡萄糖转化成糖原。如果它不稳定，人体就不能正常吸收糖分，这时糖尿病就来找你做朋友了。

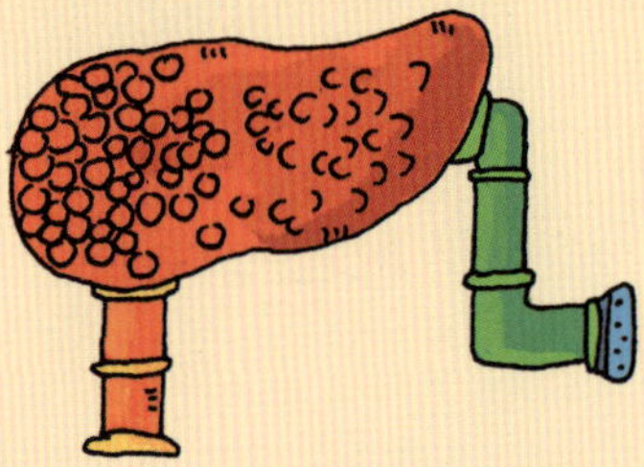

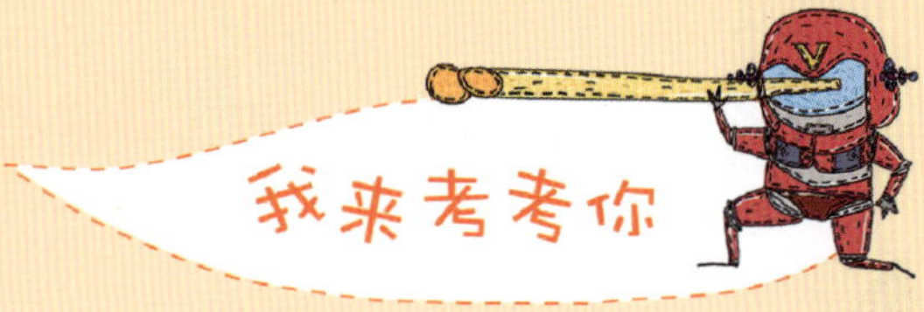

1. 胰脏由哪些组织构成？

2. 人体内碱性最大的体液是什么？

3. 胰脏为什么很特殊？

4. 胰岛素是谁发现的？

5. 哪些坏习惯容易加重胰脏的负担？

6. 胰岛素会将体内的葡萄糖转化成什么？

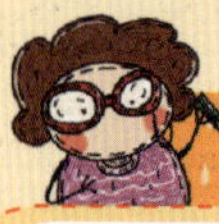

大脑银行ATM机

低调的器官

胰脏像一大串细长的葡萄“隐居”在胃的后面，脾脏和十二指肠之间。胰脏的右端，称作胰头，它的体形较大，面朝上；胰脏的左端，称作胰尾，它横躺着，靠着脾。作为一个腺体来说，胰脏算是个“大块头”，不过与胃相比，它就显得有点小，容易被人们忽略。

五谷幻化之气——屁

超级小档案

屁的物理性质：无色，有刺激性气味，密度比空气小。

屁的化学性质：可燃。　　**屁的传递速度：**每秒3米。

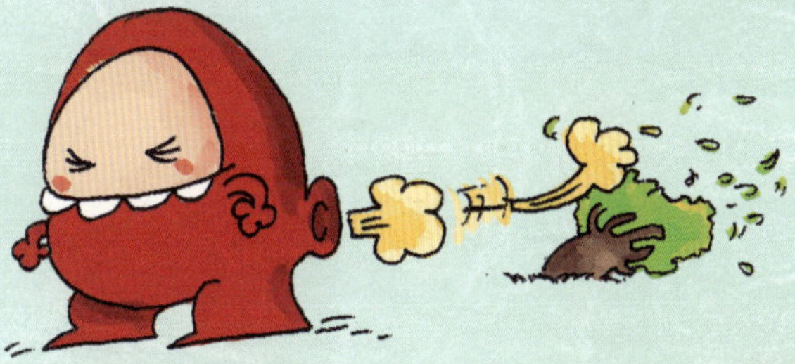

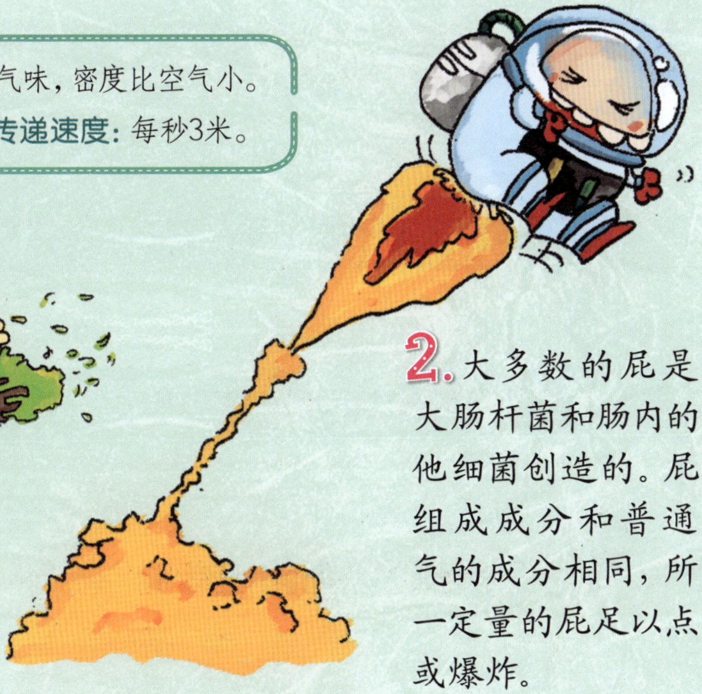

1. 屁从人体内放出来，马上会从“爆炸点”撒腿狂跑。

2. 大多数的屁是由大肠杆菌和肠内的其他细菌创造的。屁的组成成分和普通沼气的成分相同，所以一定量的屁足以点燃或爆炸。

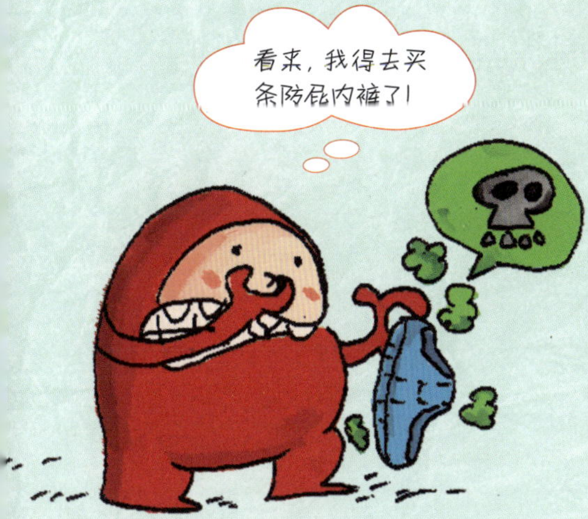

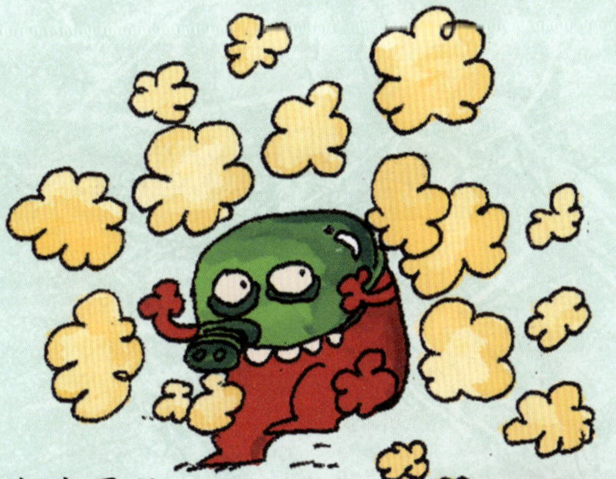

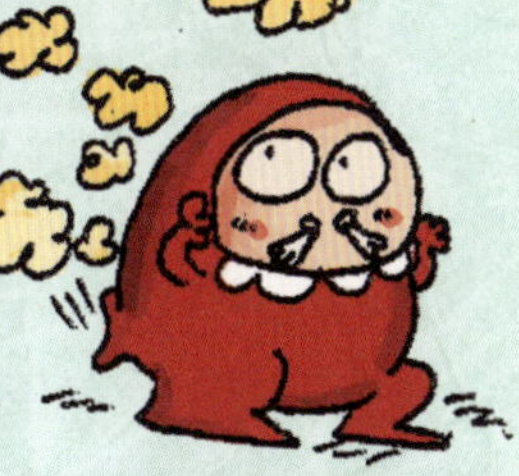

3. 美国人巴克·韦默发明了全球第一条防屁内裤。它有过滤臭屁的功能，使用者即使不停地放屁，旁边的人也不会闻到。

4. 荷兰的两位科学家在1994年向全世界宣布：为了你的身体健康，不管你愿意与否，每天至少得放15个屁。

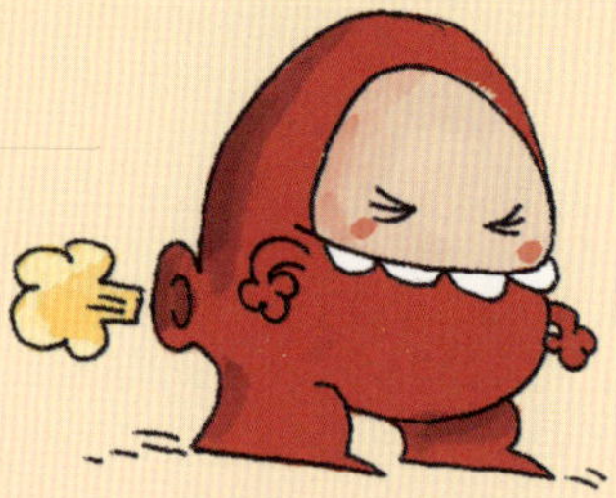

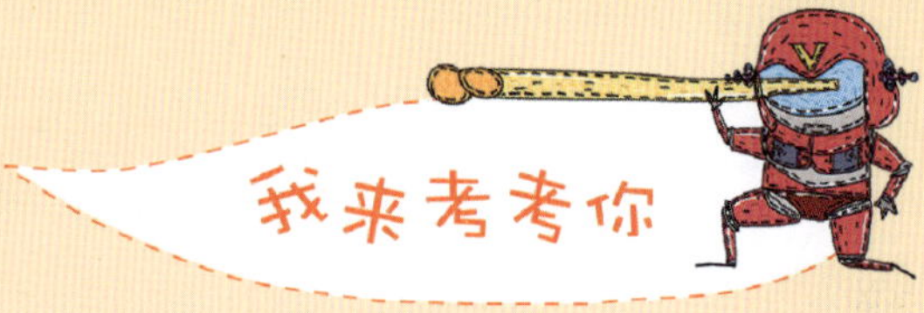

1. 屁有颜色吗？

2. 屁可燃吗？

3. 屁的传递速度为多少？

4. 屁是由哪些细菌创造的？

5. 全球第一条防屁内裤是谁发明的？

6. 科学家建议，每人每天至少得放多少个屁？

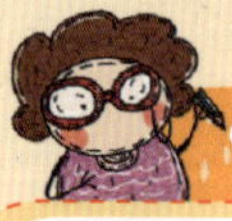

大脑银行ATM机

为什么屁会那么臭

由氮、氢、二氧化碳、甲烷以及氧气等气体组成的屁，为什么会产生令人难以忍受的刺激性气味呢？那是由于屁里含有不足1%的其他化学物，比如氨、粪臭素和硫化氢等恶臭气体。这些化学物质令屁散发出刺激性的气味，在1亿份空气中只要有1份此类物质，人们就能闻出来。

有大学问的大便

超级小档案

粪便： 俗称大便，是人或动物的食物残渣排泄物。

大便的排泄口： 肛门。

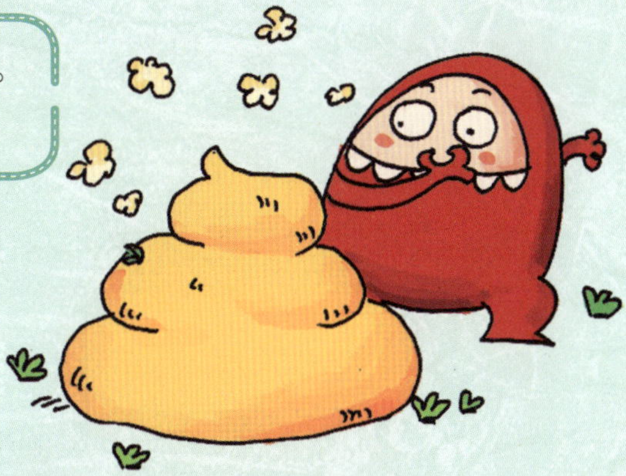

1. 如果大便呈香蕉状，那么表示人体消化工厂的工作状况良好，各部门“员工”都在精神抖擞地工作。

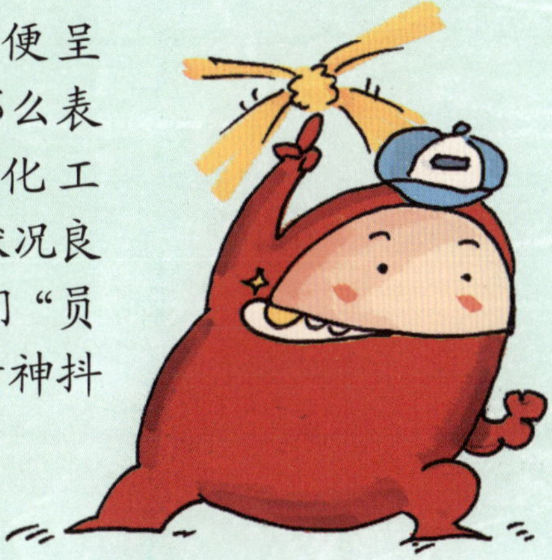

2. 大便中混合了胆汁，胆汁在肠道内不断分解发酵，与大便混合在一起就变成了土黄色，所以健康的大便是黄灿灿的。

3. 古代皇帝经常用到龙涎香。龙涎香是抹香鲸吞食大乌贼和章鱼后的特殊大便，是史上最香的大便。

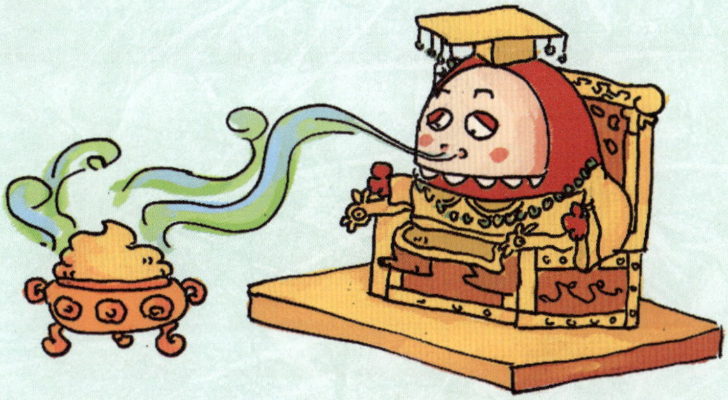

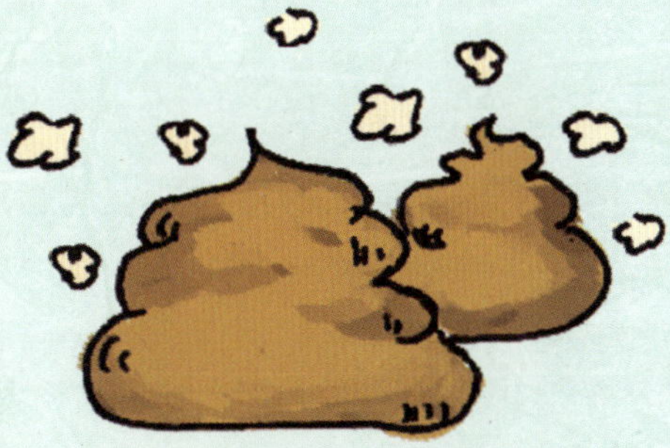

4. 粪便并非一无是处。因为人体不能吸收食物中的所有营养物质，所以粪便中仍然会含有蛋白质、未消化的食物纤维等营养物质。因此，对于农民伯伯来说，粪便是庄稼最好的有机肥料。

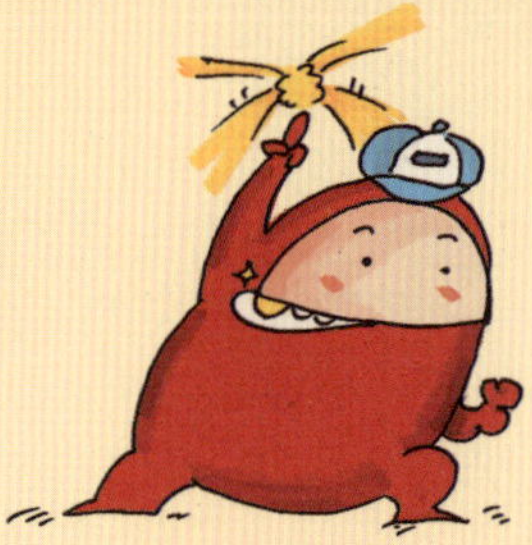

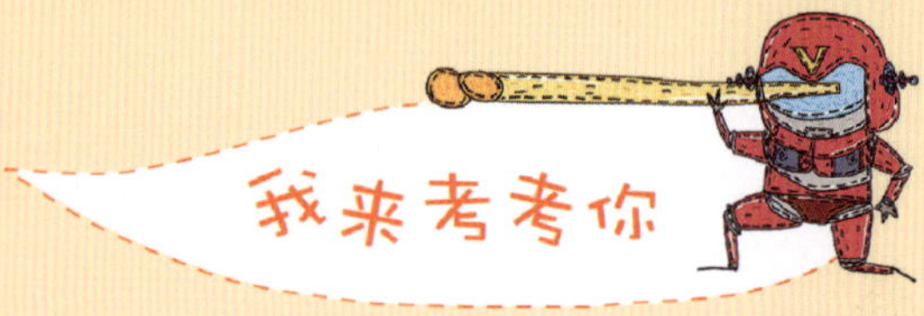

1. 大便与小便一样吗?

2. 大便是从哪里排出来的?

3. 大便为什么是土黄色的?

4. 健康的大便是什么颜色的?

5. 为什么粪便是最好的有机肥料?

6. 粪便中含有蛋白质?

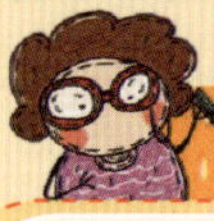

大脑银行ATM机

喜欢吃大便的兔子

人类的盲肠似乎没什么作用，但是对于吃草的兔子来说，盲肠就太重要了。兔子的盲肠像是一个发酵工厂，专门处理难以消化的草梗。发酵完成后，兔子就把产物排出体外，再吃进去，以便送到小肠再次吸收。

人体健康的“大敌”——痰

超级小档案

世界上第一个发布禁止随地吐痰法令的国家：法国。

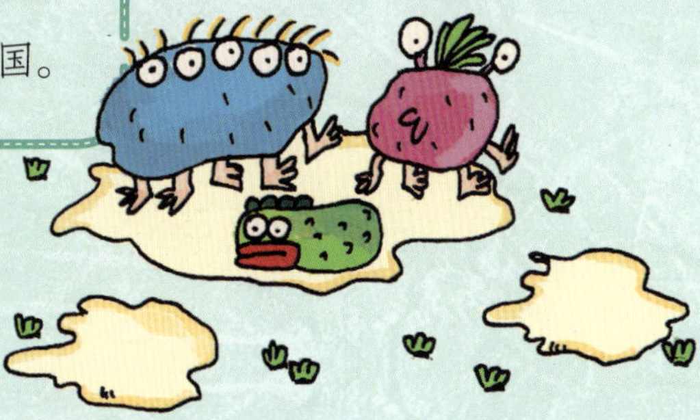

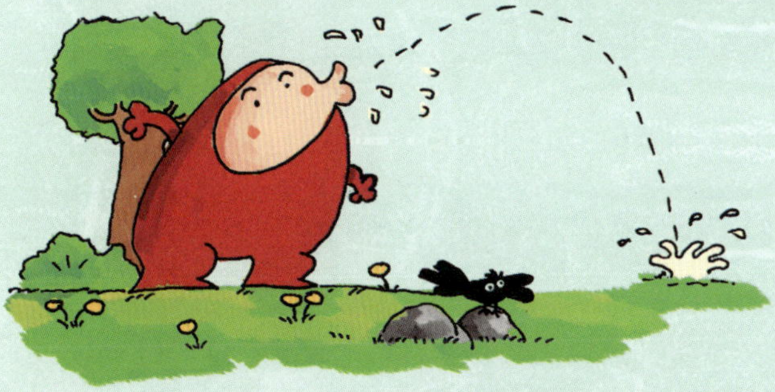

1. 痰是人体呼吸道排出的垃圾，我们可千万不能小看痰，它简直就是一个细菌的王国。

2. 痰是健康的“大敌”，痰液中含有成千上万的细菌。有的病菌存活能力是超强的，可以在干燥的痰液中存活6～8个月。

3. 文明的吐痰方法：咳痰时用纸巾捂住嘴接住咳出的痰，避免飞沫影响他人，然后将包成团的纸巾投入废物箱中。

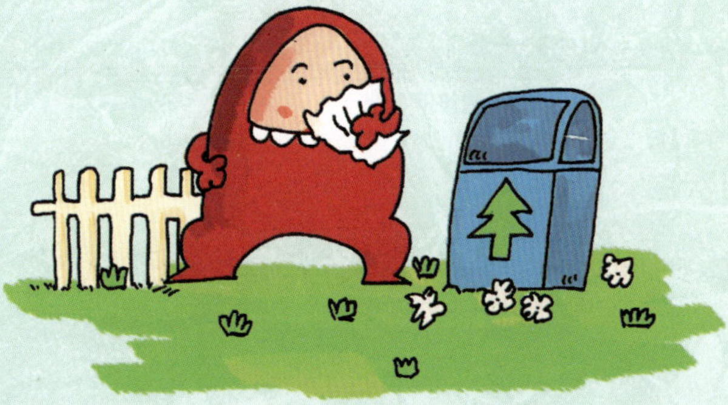

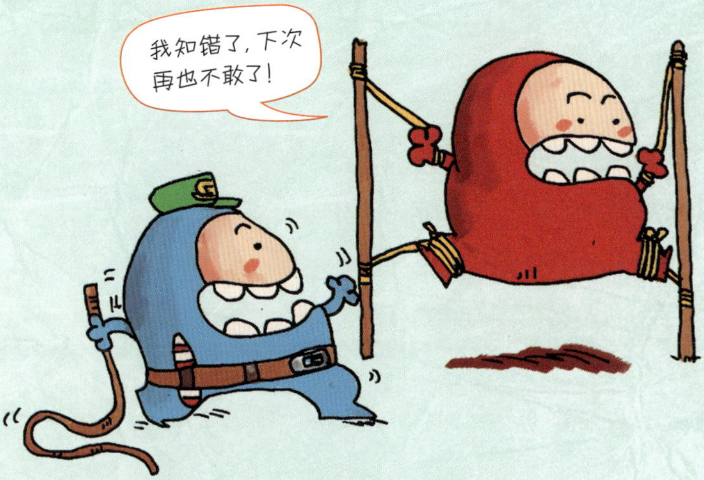

4. 新加坡是对随地吐痰罚款最严厉的国家，随地吐痰最高要被罚款约人民币5000元，甚至还要被监禁或鞭笞。

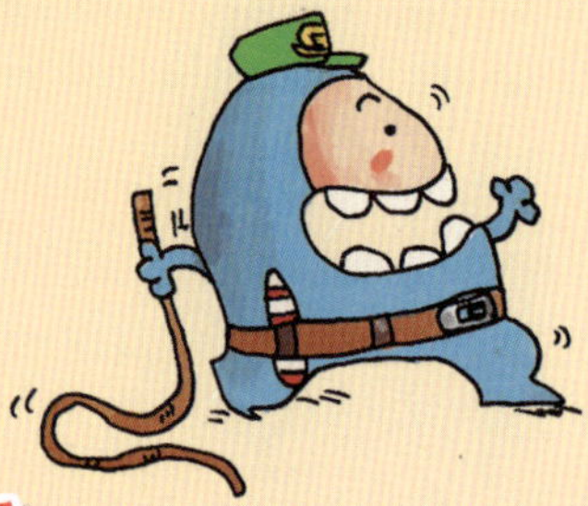

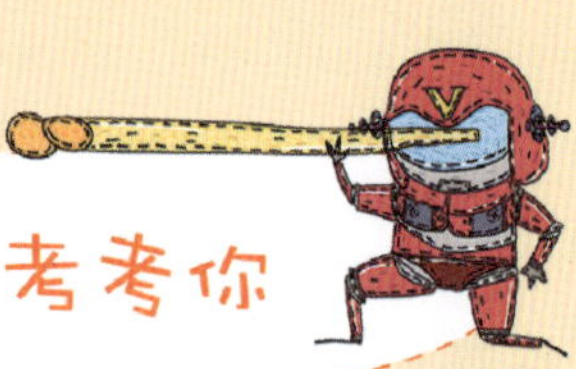

我来考考你

1. 一些病菌在干燥的痰液中可以存活多久？

2. 咳痰时用到的纸团可以随便丢吗？

3. 世界上第一个禁止随地吐痰的是哪个国家？

4. 新加坡对随地吐痰的罚款最高约合人民币多少元？

5. 文明的吐痰方法是怎样的？

6. 痰是从人体中什么地方排出的垃圾？

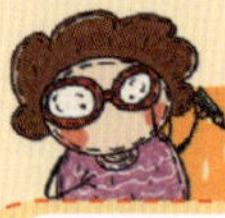

大脑银行ATM机

为什么不能随地吐痰

痰已经成为许多呼吸道疾病的主要传播媒介。随便取一口痰，大约20%带着致病微生物，结核病患者的一口痰里面大约含有4500多个结核杆菌。

失控的膈肌——打嗝

超级小档案

发出打嗝声的部位：咽喉。

打嗝：医学上称为呃逆。

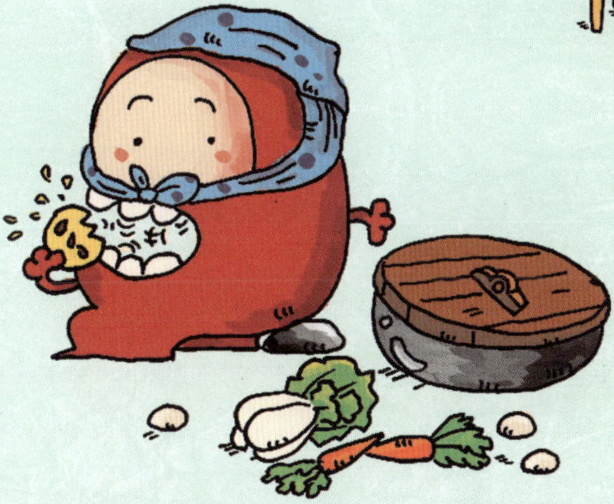

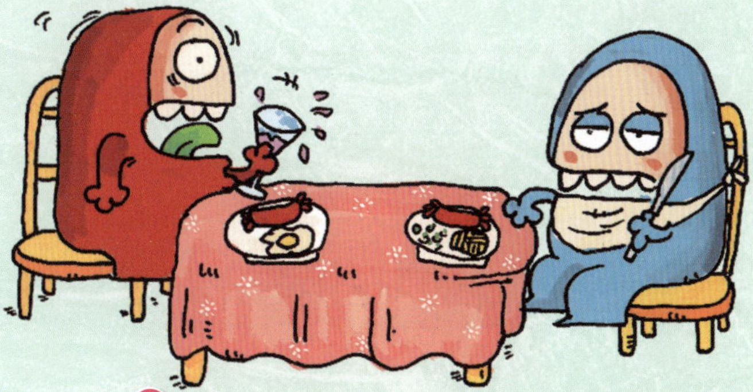

2. 在丹麦，人们是不允许在饭桌上随便打嗝的。打嗝被认为是极不礼貌的行为。

1. 当我们吃东西、喝水太快或者吃了刺激性食物、吸入冷空气、大笑、改变姿势时，都有可能引起打嗝。

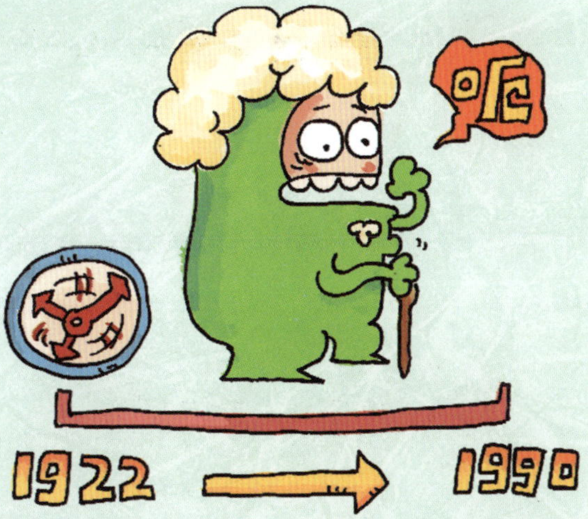

3. 世界上打嗝时间最长的人是美国的查尔斯·奥斯本，他从1922年起一直打嗝到1990年。

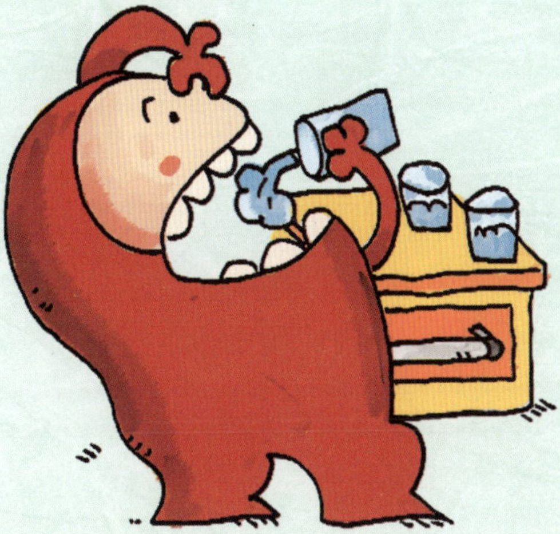

4. 如果一直打嗝不止，试着捏着自己的鼻子，再慢慢喝上一杯清水，打嗝就会逐渐地停下来。

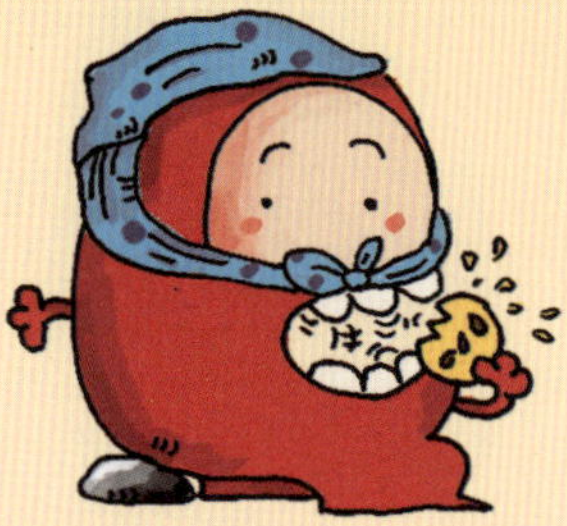

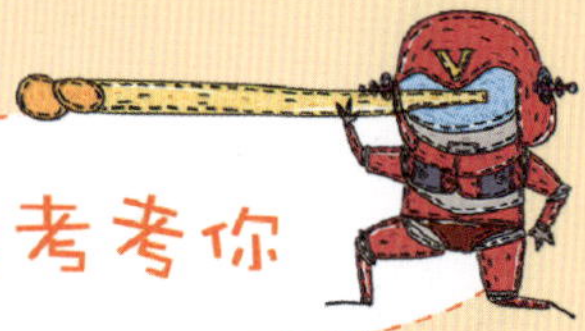

我来考考你

1. 医学上把打嗝称为什么？

2. 发出打嗝声的部位是哪里？

3. 世界上打嗝时间最长的人是谁？

4. 哪个国家是不允许在饭桌上随便打嗝的？

5. 哪些情况容易引起打嗝？

6. 如果一直打嗝不止，有哪些方法可以抑制？

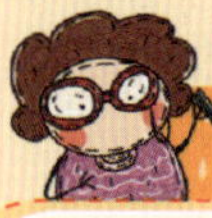

大脑银行ATM机

胎儿也会打嗝

胎儿也会在妈妈的肚子里打嗝。有人认为，胎儿打嗝是为出生后的呼吸运动做准备，也有人认为这是为了防止吸入羊水。

忍不住的哈欠

超级小档案

打一次哈欠的时间：6秒。

哈欠：一种条件反射的深呼吸活动。

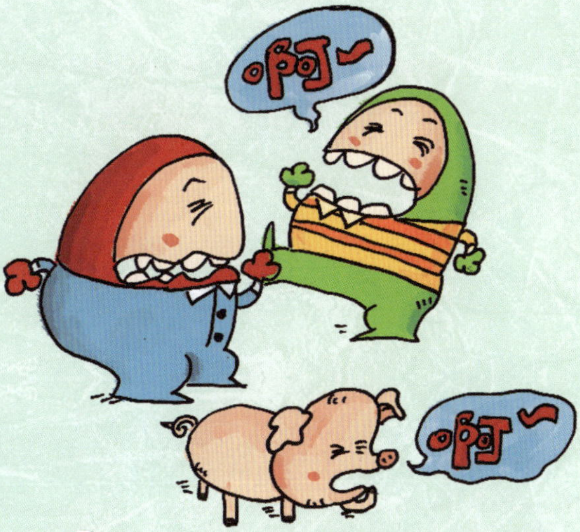

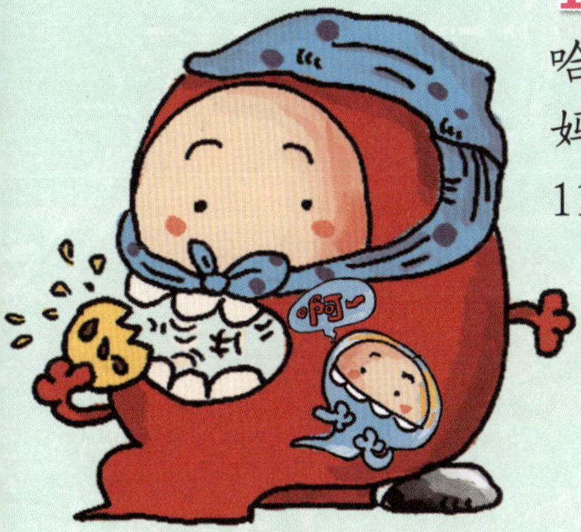

1. 人第一次打哈欠大概是在妈妈肚子里第11周的时候。

2. 打哈欠是会传染的，看到别人打哈欠，自己就会禁不住张嘴打哈欠。

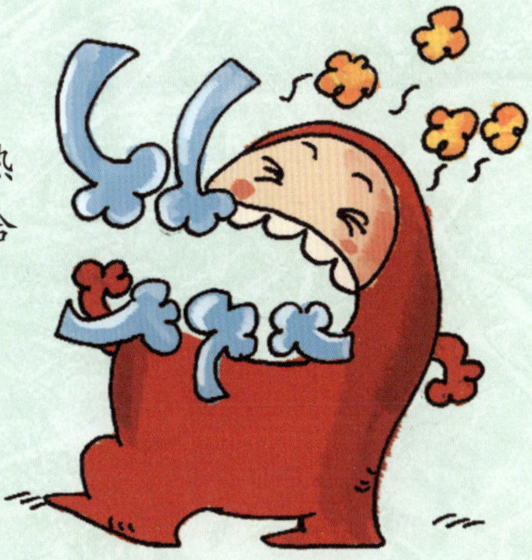

3. 当人们的脑袋过热时，人们就会通过打哈欠为大脑降温！

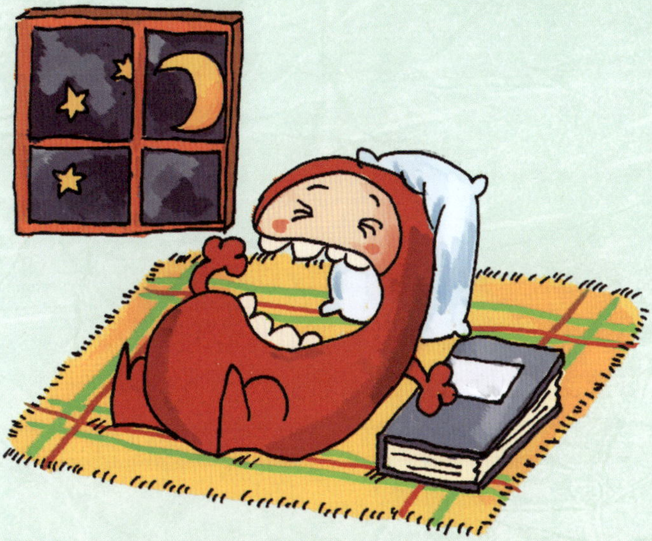

4. 当睡眠不足或过分劳累时，打几个哈欠，会让全身的肌肉得到松弛。

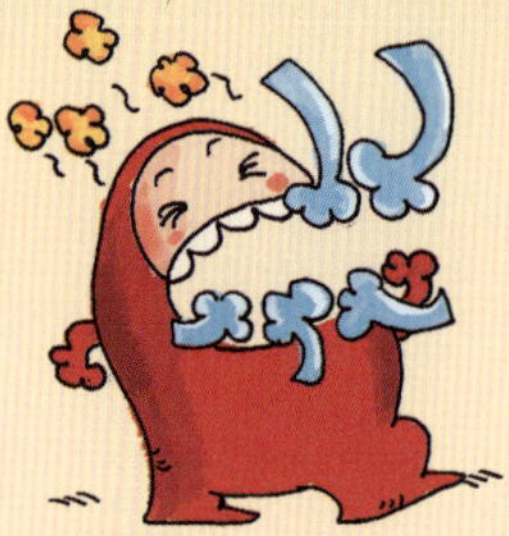

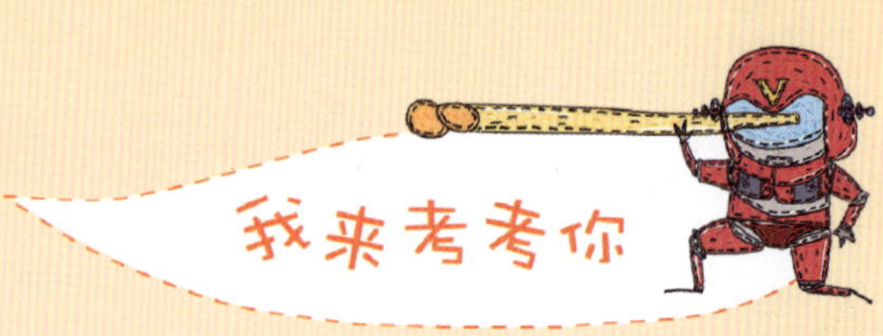

1. 人第一次打哈欠是什么时候？

2. 当大脑升温过快时，如何降温？

3. 打一次哈欠的时间是多久？

4. 打哈欠是一种条件反射活动吗？

5. 打哈欠会传染吗？

6. 睡眠不足或过分劳累时，可以如何放松自己？

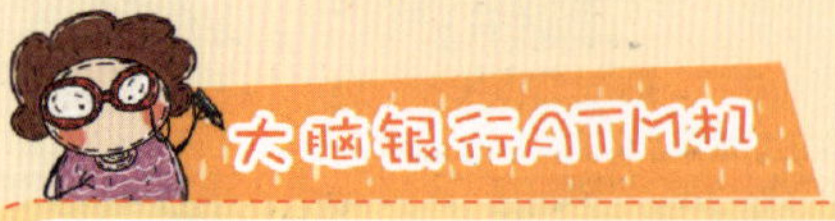

为什么打哈欠时会流泪

困倦的时候，我们总会哈欠连天。一打哈欠，两眼总是泪汪汪的。原来，眼睛和鼻孔之间有一个通道，这个通道叫做鼻泪管。当人打哈欠时，鼻子内部的压力增大，鼻泪管受到阻力后，眼泪就流不下去，积在眼睛里的泪水就越来越多，变得两眼泪汪汪的。同时，眼睛四周的肌肉也被牵动，泪囊受到压迫后，眼泪就容易夺眶而出了。

休息的最佳方式——睡眠

超级小档案

睡眠的两种状态：快波睡眠和慢波睡眠。

睡眠的作用：让神经细胞好好休息。

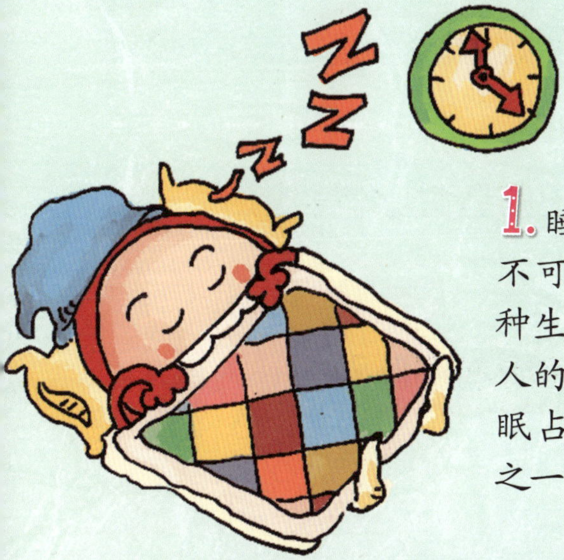

1. 睡眠是人类不可缺少的一种生理现象。人的一生中，睡眠占了近三分之一的时间。

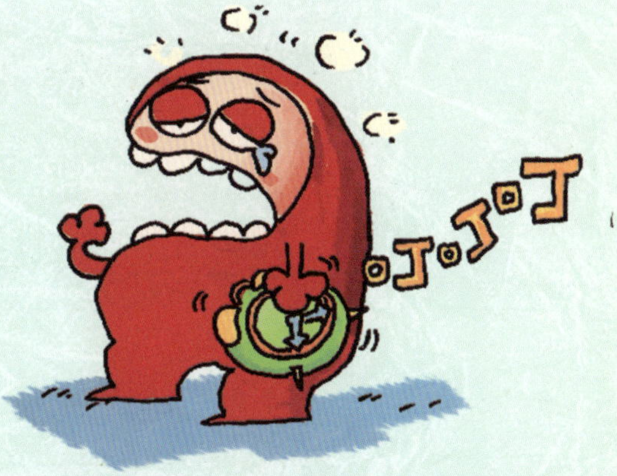

2. 想睡觉的时候，人体会发出一些睡眠信号，如打哈欠、眼睛发酸等。

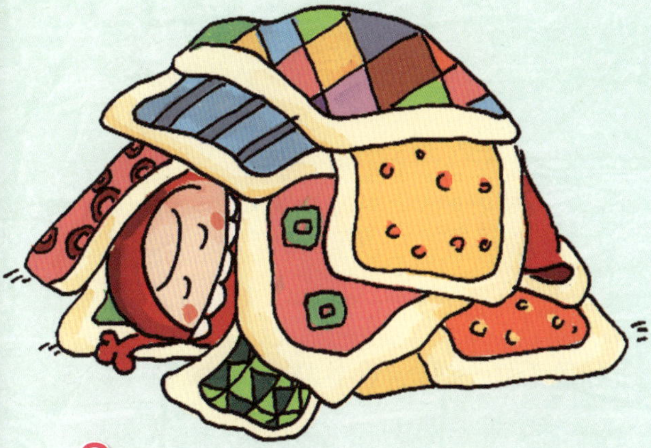

3. 人体的心脏一般位于身体左侧，睡觉时多向右侧卧，可以减轻心脏承受的压力。

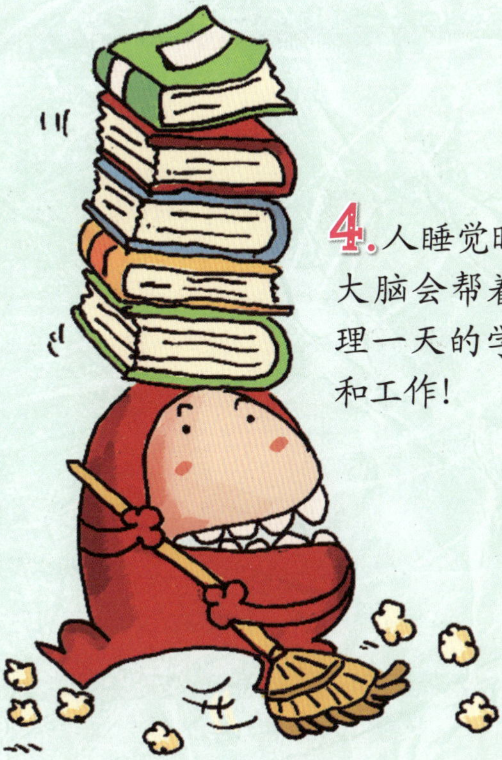

4. 人睡觉时，大脑会帮着整理一天的学习和工作！

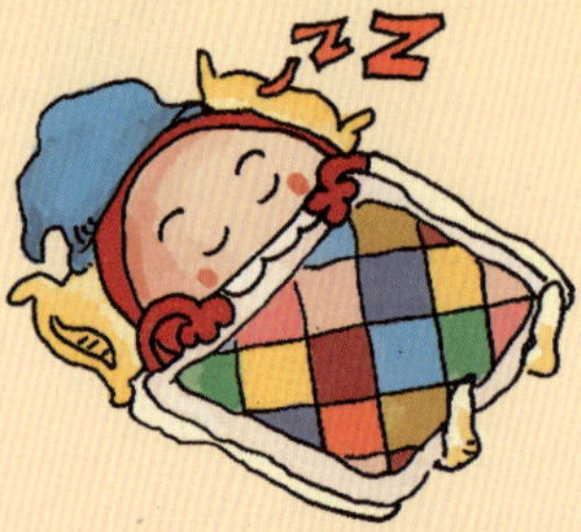

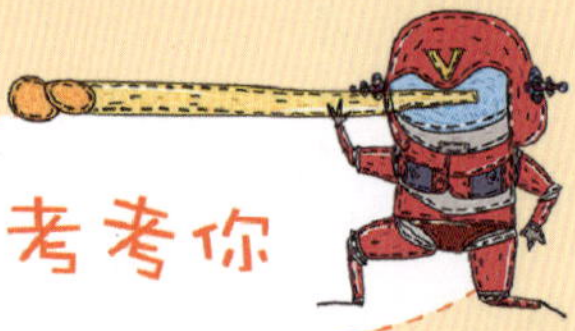

我来考考你

1. 睡眠分哪两种状态？

2. 人的一生中，睡眠占了多长时间？

3. 想睡觉的时候，人体会发出哪些睡眠信号？

4. 为什么医生建议睡觉时应多向右侧卧？

5. 人睡着后，大脑还工作吗？

6. 睡眠的作用是什么？

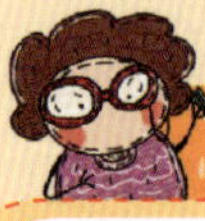

大脑银行ATM机

睡觉时为什么要用枕头

睡觉时用枕头，可以抬高人的头部和胸部。这样，下半身的血液就可以回流得慢一些，从而减轻心脏的负担。如果头部的位置太低，血液会涌向头部，就会加重心脏的负担，使心脏跳动的频率加快，不但不容易入睡，还会影响头部的血液循环。血液直冲脑门，醒来后人会头昏脑涨、脖子酸痛，眼皮还会肿。

内心深处的愿望——梦

超级小档案

一般的梦持续时间：6~10分钟。　一个人每年要做梦的次数：300~1000次。

关于梦的心理学著作：弗洛伊德《梦的解析》。

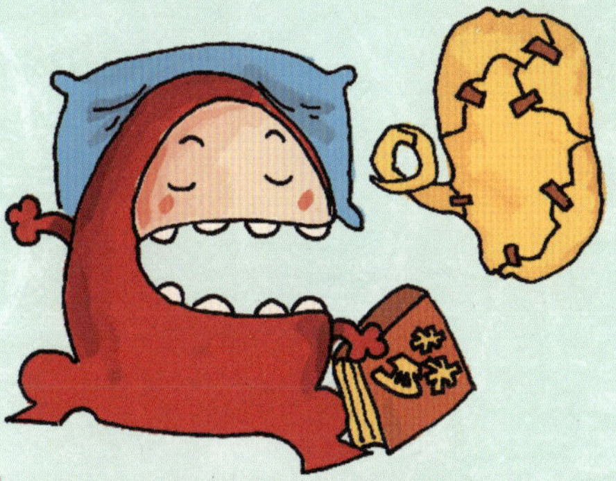

1. 一般人在入睡后的90分钟左右会做第一个梦。

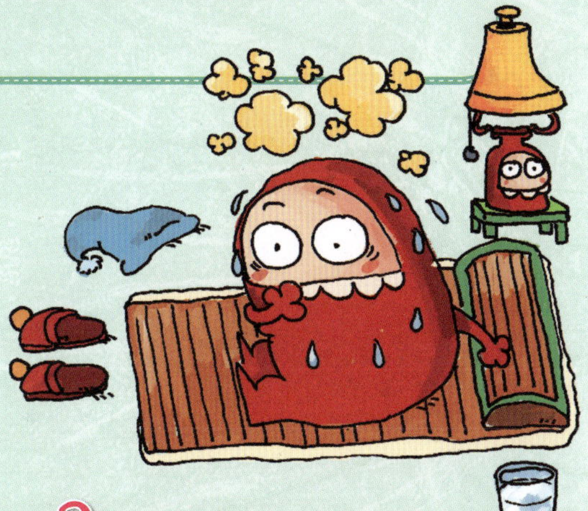

2. 有的梦会很有趣，有的梦则很可怕，如果做了噩梦，人就可能会被吓醒。

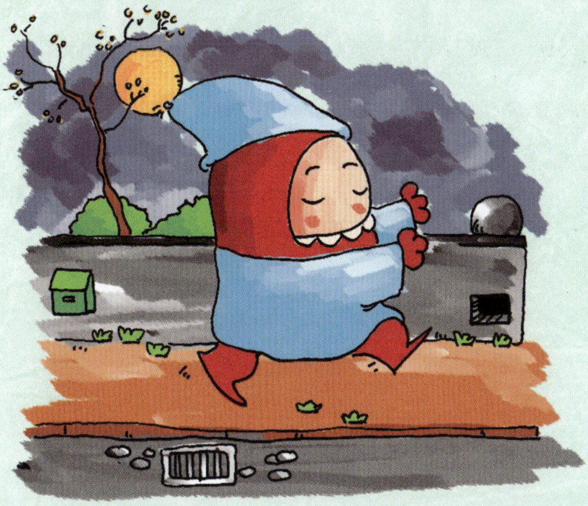

3. 有的人睡觉的时候会站起来，甚至会来回走动，这就是梦游。碰到这种情况，不要叫醒梦游的人，尽可能帮助他回到床上去睡觉！

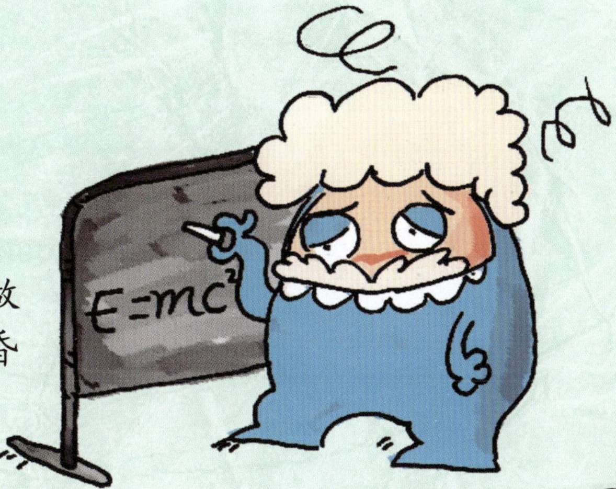

4. 我们有时也会自行进入“白日做梦”的状态，爱因斯坦就是在白天昏昏欲睡的时候，提出了相对论！

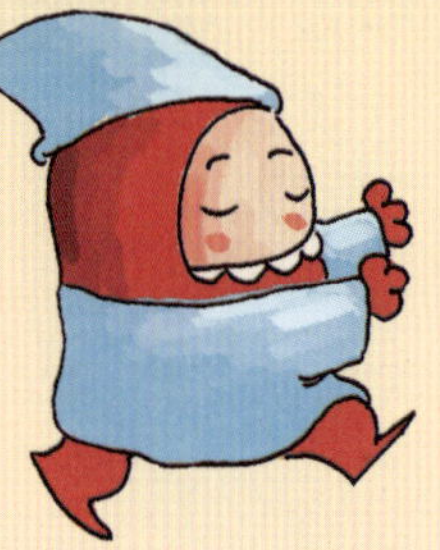

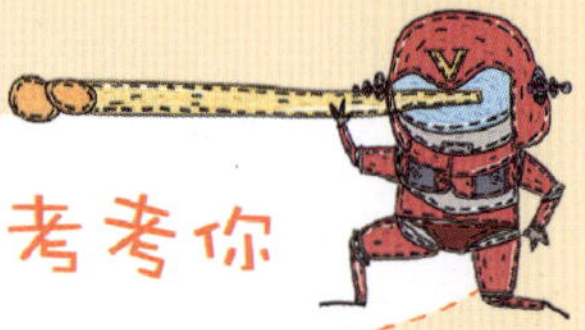

我来考考你

1. 一般的梦能持续多久时间？

2. 一本关于梦的心理学著作叫什么？

3. 梦游是指何种情况？

4. 爱因斯坦提出相对论，是在白天还是在晚上？

5. 据研究，一个人每年要做多少次梦？

6. 人在入睡后的多少分钟会做第一个梦？

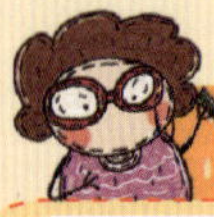

大脑银行ATM机

弗洛伊德与《梦的解析》

弗洛伊德是奥地利一位著名的心理学家。他所撰写的《梦的解析》，像一把火炬照亮了人们梦中的世界。弗洛伊德认为，人会把愿望埋藏在内心深处。当人入睡后，意识的控制就放松了，内心深处的愿望会影像化，于是便成了梦。

色子制作

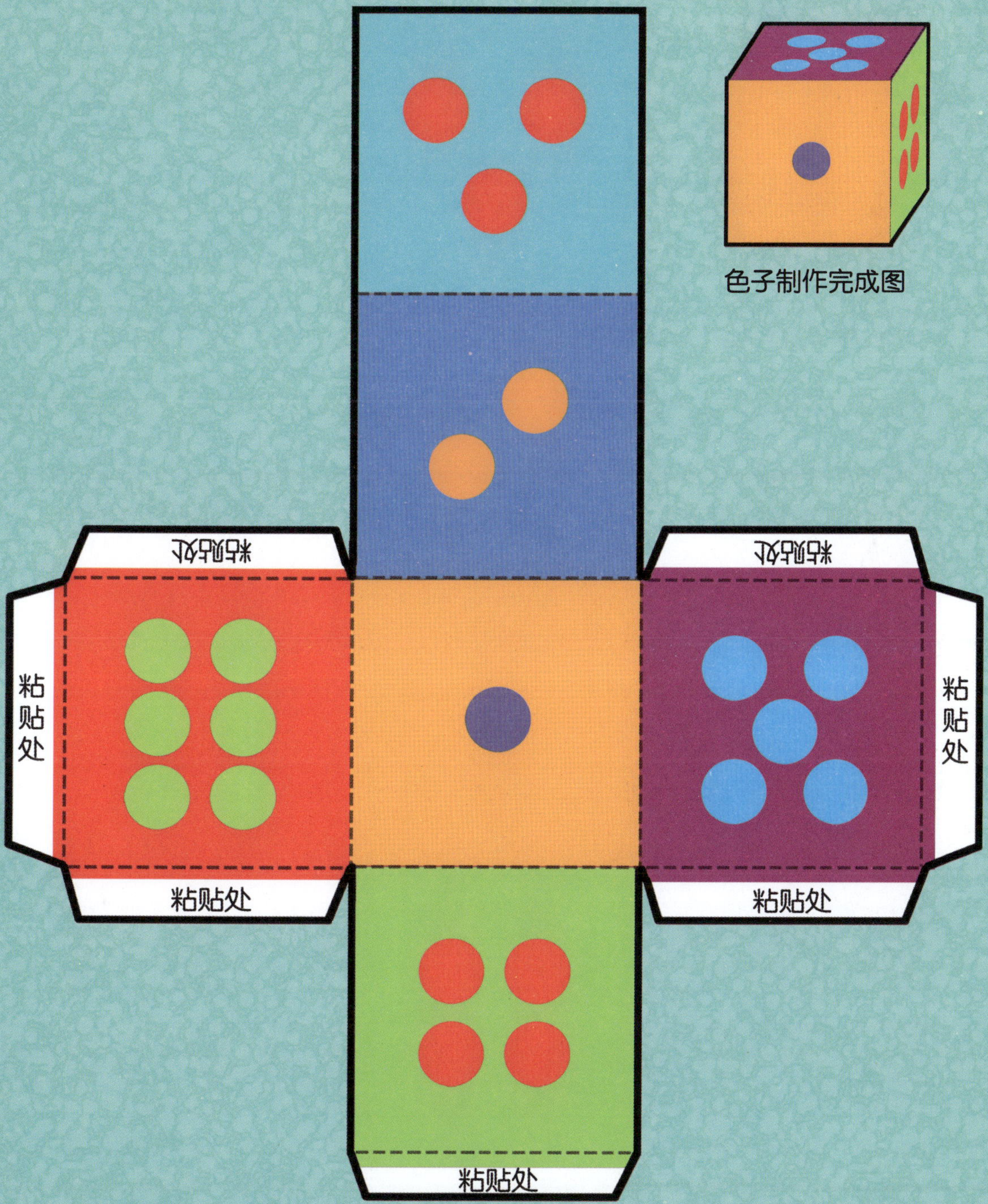

色子制作完成图

图书在版编目（CIP）数据

打哈欠会传染吗 / 米家文化编绘. -- 杭州 : 浙江教育出版社, 2021.1
（大脑银行·科学素养）
ISBN 978-7-5722-1225-3

Ⅰ. ①打… Ⅱ. ①米… Ⅲ. ①医学—少儿读物 Ⅳ. ①R-49

中国版本图书馆CIP数据核字(2020)第269524号

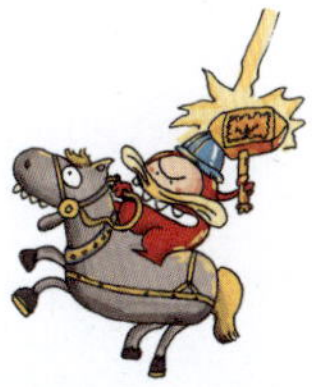

大脑银行·科学素养

打哈欠会传染吗

DA HAQIAN HUI CHUANRAN MA

米家文化　编绘

责任编辑　童炜炜
文字编辑　王兰婷
美术编辑　曾国兴
装帧设计　米家文化
责任校对　雷　坚
责任校对　刘　建
出版发行　浙江教育出版社
（杭州市天目山路40号 电话：0571-85170300-80928）
印刷装订　浙江新华印刷技术有限公司
开　　本　787mmx1092mm　1/16　印张　6　字数　120 000
版　　次　2021年1月第1版　印次　2021年1月第1次印刷
标准书号　ISBN 978-7-5722-1225-3
定　　价　39.80元